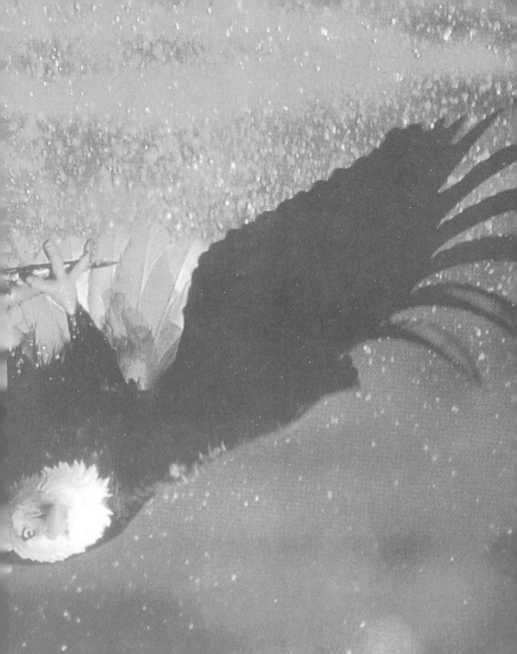

好書大家讀 ✕ 兒童文學

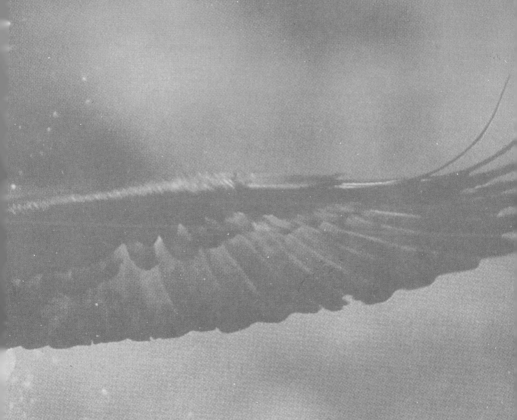

大展好書 ✕ 好書大展

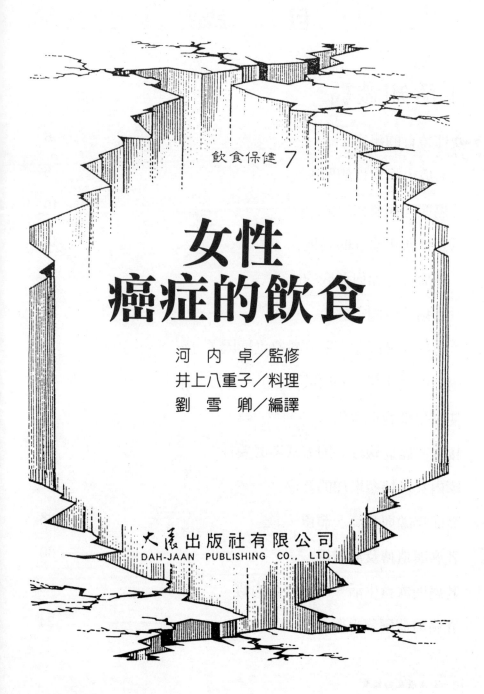

飲食保健 7

女性
癌症的飲食

河 内 卓／監修

井上八重子／料理

劉 雪 卿／編譯

大展出版社有限公司
DAH-JAAN PUBLISHING CO., LTD.

目　　錄

生活知識篇

飲食實踐篇

生　活　知　識　篇

　　乳癌和子宮癌是女性特有的疾病。癌是相當可怕
的疾病，會導致死亡，不過，目前只要謀求適當的治
療與對策，就能夠克服癌症，尤其乳癌與子宮癌只要
早期發現，就能夠治癒。首先，要具備關於癌症的基
本知識，消除心理的不安。

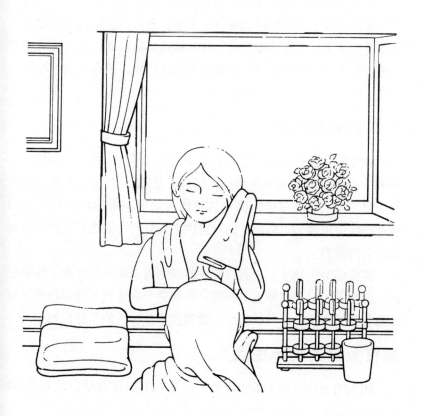

女性特有的疾病

昔日男女平等為一大問題，而今日男女差別也是一大問題。不過，今後可以說是女性的時代，女性的社會地位日益提升，而女性的健康問題也漸趨重要。

女性與男性

女性和男性同樣都是人，在社會或法律上的權利和義務應該沒有差別，但是卻有生物學上的不同。首先是第一次性徵不同，男性有睪丸，女性有卵巢。外生殖器也不同。雖有這些不同，然而在幼兒期，少年期幾乎男女沒有什麼差異。

逐漸接近成人時，隨著睪丸、卵巢的發育，開始分泌荷爾蒙，男性變得像男性，女性變得像女性。這就是第二次性徵。同時也出現精神性，社會性的不同，以及日常生活行動，飲食生活、嗜好品等的不同。

人類原本是女性

男性與女性的不同，起因於性染色體的不同。人類的染色體有46條，44條常染色體，男性有二條性染色體ＸＹ，女性有二條性染色體ＸＸ。44條常染色體及其功能，則男女都相同。男女共同具有的性染色體Ｘ也相同，只有男性才具有的性染色體Ｙ會成為男女之別的關鍵。

男性性染色體Ｙ，在胎兒的性腺細胞成為卵巢時替換了性染色體Ｘ的程式，只形成睪丸，亦即只出現第一次性徵。性染色體Ｙ與性染色體Ｘ相比時，形狀較小，遺傳因子ＤＮＡ的含量也較少。

擁有美好的晚年生活

國人的平均壽命不斷地延長，女性的平均壽命早已超過70歲

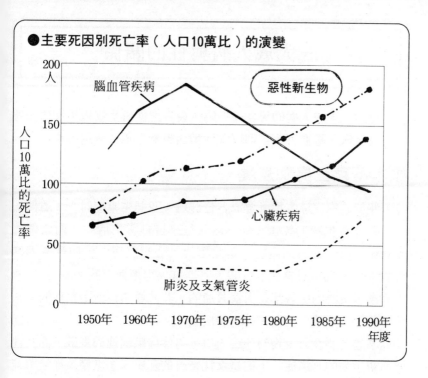

● 主要死因別死亡率（人口10萬比）的演變

圖表標示：
- 腦血管疾病
- 惡性新生物
- 心臟疾病
- 肺炎及支氣管炎

縱軸：人口10萬比的死亡率（200人、150、100、50、0）

橫軸：1950年、1960年、1970年、1975年、1980年、1985年、1990年 年度

，現在更邁入人生 80，男性也擁有 75 歲以上的壽命，兩性的平均壽命都延長了 10 歲。

壽命延長，老齡者人口增加，當然，中年人口增加，成人病的問題也更加顯著。

三大成人病，也就是癌症（惡性新生物），心臟病（心臟疾病），腦中風（腦血管疾病）佔死因的上位。今後我們的健康，將是如何保護自身免於罹患這些成人病，如何健康地渡過老年生活。

三大成人病與性的關係

檢討三大成人病的男女差異時，發現惡性新生物以男性佔優勢。心臟疾病、腦血管疾病則以女性稍佔優勢，不過差別不大。

原本不存在男女差異

關於「癌症」，稍後會為各位詳述。我們先來探討一下遺傳。

惡性新生物的原因，98～99％是來自日常生活中，而遺傳的「癌症」只佔1～2％而已。與此相比，心臟疾病、腦血管原因的疾病大約50％與日常生活有關，另外50％與遺傳有關。

幾乎所有的疾病都是男女共通的，非共通項目則是女性的婦女科疾病、男性的生殖器，前列腺疾病。

不過，惡性新生物的死亡人口，男性佔壓倒性的多數，而女性惡性新生物的「癌症」，則是女性特有的乳房、子宮癌，如果單純地考量女性較多癌症患者，也不足為奇。

但事實並非如此。從三大成人病來看男女的優勢性，會發現並不是由於遺傳，亦即染色體的不同所造成的，而是由於日常生活方式的不同所致。關於「癌症」，男性罹患癌症的年齡層較女性更為年輕，故可說是日常生活所造成的。

男性的「癌症」死亡率為女性的1.5倍

「癌症」死亡者的總數，男性為女性的1.5倍。而部位別的情形又是如何呢？

不論男女，都以「胃」佔第一位，不過有降低的傾向。第二位是「氣管、支氣管及肺」，男女都有上升的趨勢。尤其明顯的是，男性的「肝」「腸」、女性的「乳房」「腸」等。如果撇開「乳房」「子宮」不談，則幾乎所有的癌發生率，都是以男性佔優勢。特別是「食道癌」為5.6倍，「肝癌」為3.1倍，「肺癌」為2.8倍，

「胃癌」為 1.7 倍，以男性患者較多。

　　若整體來考量「癌症」，則在最近幾年，男性維持穩定的狀態，女性則有降低的傾向。可是，「癌症」應該是能夠藉改善日常生活而繼續減少的疾病。

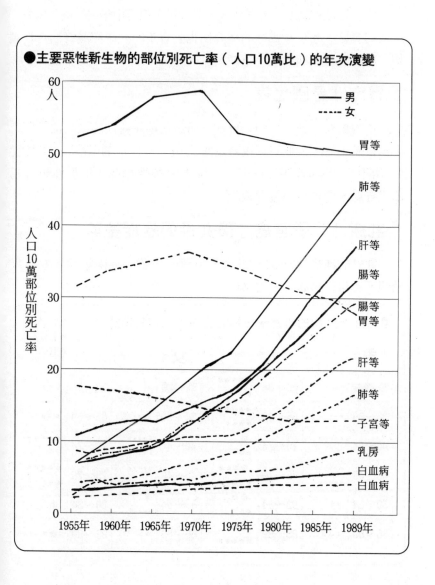

●主要惡性新生物的部位別死亡率（人口10萬比）的年次演變

「癌症」是成人病，發症年齡以中年以後佔壓倒性的多數。由「癌症」造成的死亡，也集中在中年以後，但是中年以後由「癌症」造成的發症、死亡年齡等的顛峰期也各有不同。了解顛峰期乃是預防「癌症」及早期發現、早期治療的關鍵。

「胃癌」是國民病

不論男女，在一生中「胃癌」可說佔癌症死亡的第一位。國人中多胃癌患者，因此胃癌視為是國民病，女性從 30 幾歲，男性從 40 歲開始，每年都接受檢診。尤其是 30 幾歲的女性比男性更容易罹患胃癌、要積極地接受檢診。

「乳癌」「子宮癌」與女性的癌症檢診

乳癌的顛峰期為 50～55 歲，40 歲～65 歲是危險年齡。在這段期間，要自行檢診，不可怠惰。

●惡性新生物的年齡階級別死亡率（人口10萬比）
・10人
・100人
●1000人

男				女			
30～34歲	●●	60～64	●●●●●	30～34歲	●●	60～64	●●●
35～39	●●●●	65～69	●●●●●	35～39	●●●●	65～69	●●●●
40～44	●●●●●	70～74	●	40～44	●●●●●	70～74	●●●●●
45～49	●●●●●	75～79	●●●	45～49	●●●●●	75～79	●●●
50～54	●●	80～84	●●	50～54	●	80～84	●
55～59	●●●●	85～89	●●	55～89	●●	85～89	●●

30 幾歲，40 幾歲的女性較關心子宮癌，但是從 50 歲開始發症的例子較多。關於子宮癌方面，停經是開始檢診的訊息。

　　如果女性接受胃癌、肺癌、肝癌、大腸癌、乳癌、子宮癌的檢診，就可以檢查出 70%的癌症。

男性從 40 歲開始要注意

　　男性的「肝癌」顛峰期為 50～60 歲。出生時，由於從母親那兒感染了肝炎病毒，引起慢性肝炎，再加上以往不規律的日常生活，可能會由肝硬化轉為肝癌。

　　50 歲以後，罹患大腸癌、胰臟癌、食道癌的機率增加了，尤其吸煙者的肺癌急速增加。現在吸煙或過去曾是老煙槍的人，一定要接受細胞診，以便早期發現肺癌。

　　從 40 歲開始要注意胃癌。40 歲以後，是真正容易罹患癌症的年齡。如果接受胃癌、肺癌、肝癌、大腸癌的檢診，則男性癌症的 68%能夠被發現。

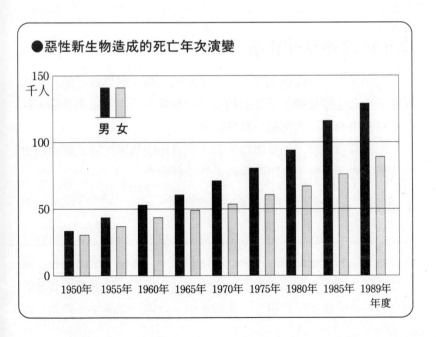

●惡性新生物造成的死亡年次演變

「惡性新生物」的名稱

一般我們所說的「癌症」，其正式的名稱應該是「惡性新生物」。此外，也稱為「惡性腫瘤」。這二個名稱就是指「癌症」。

危及生命的「惡性」

新生物的英文是 neoplasm，亦即從枝開始長出新芽的新生物的意思。另一方面的腫瘤，則是腫脹物，這二者形成「癌症」的印象。關於「癌症」，簡言之，就是在體內所衍生出來的腫物。但是這個腫物有良性，惡性之別。惡性腫物會危及生命，而良性腫物不會造成危險。

「癌症」在人體內無限制地增殖，會削減正常細胞的力量，降低臟器的功能，會侵入相鄰的組織（浸潤），或是隨著血液、淋巴液運送到體內各處（轉移）。因為會危及生命，而有「惡性新生物」之稱。

疣和瘜肉是良性腫瘤

疣和瘜肉（蕈狀新生物）也是腫瘤的一種。雖然會增殖到某種程度，不過速度較慢，不會引起浸潤或轉移，只要不出現在腦，就不會危及生命，因此稱為「良性腫瘤」。

但儘管為良性，如果腫物變大，也會造成危險。需要經由醫生的診斷，在必要時，及早動手術去除比較安全。

「肉瘤」與「癌症」的不同

惡性新生物之中，有一種叫做肉瘤。這個「肉瘤」是「癌症」的同類，依其發生細胞的不同而加以區分。「癌症」會出現在皮膚，粘膜等，構成各種臟器的「上皮細胞」，成為惡性腫瘤，其他的則是發生在「非上皮細胞」，亦即肌肉、骨骼，血液中，稱為「肉

瘤」。

所有的人都擁有「原始癌症遺傳因子」

　　人體約由 60 兆個細胞所構成。每一個細胞有核、核由細胞膜包住，核中有 20 萬個遺傳因子。

　　但是在這些遺傳因子中約存在 100 個「原始癌症遺傳因子」。這些「原始癌症遺傳因子」是正常細胞所具有的遺傳因子，原本在構成人體上是控制細胞的結合與分裂的重要因子。

　　這個「原始癌症遺傳因子」，並不是所謂的癌症遺傳因子，而且藉這個遺傳因子的功能，才能使許多的生物像現在一樣進化為多細胞的生物。不過，這個「原始癌症遺傳因子」因為某種理由而引起突變，就會變成「癌症遺傳因子」。

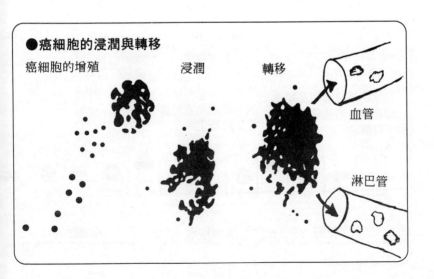

●癌細胞的浸潤與轉移

癌細胞的增殖　　　　　浸潤　　　　　轉移

血管

淋巴管

「癌症」是如何形成的

　　「原始癌症遺傳因子」一旦成為「癌症遺傳因子」,那可就糟糕了。因為擁有「癌症遺傳因子」的「癌細胞」會使細胞的結合與細胞的分裂的控制產生異常。

不斷成長的癌細胞

　　通常,細胞會一分為二,其中一方的細胞會死亡,新製造出來的細胞可說是死亡細胞的複製品,其形狀、性質與原先的細胞完全相同。不過,一旦成為「癌細胞」時,就算是分裂為二個,二個都會留下來,再繼續進行分裂。

　　這種增殖,顯示「癌細胞」毫無秩序,不斷地增殖,稱為「癌細胞的自律性增殖」,的確令人感到困擾。

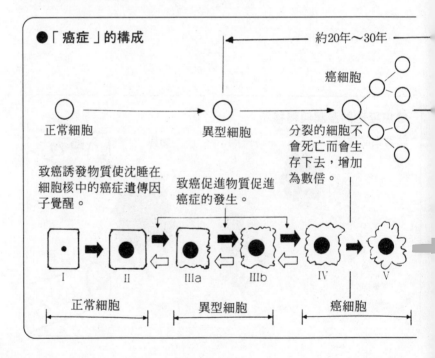

●「癌症」的構成

約20年～30年

正常細胞　　　　異型細胞　　　　癌細胞

分裂的細胞不會死亡而會生存下去,增加為數倍。

致癌誘發物質使沈睡在細胞核中的癌症遺傳因子覺醒。

致癌促進物質促進癌症的發生。

I　　II　　IIIa　　IIIb　　IV　　V

正常細胞　　　　異型細胞　　　　癌細胞

前面提及，會進入相鄰的組織，不斷地擴展、深入，具有「浸潤」的性質。此外，也可以藉著血液、淋巴液運送，飛散到體內各處，反覆地增殖，稱為「轉移」，具有可怕的性質。

「早期癌」的形成要花數十年

細胞非常的小。100 萬個細胞中只有 1mg 的癌細胞，是無法成為臨床醫生診斷，治療的對象。

早期癌，是早期診斷，早期治療的對象。但是要聚集 10 億個癌細胞，才能夠成為早期癌。10 億個癌細胞聚集起來，也只有一個大豆般大，重量只有 1 公克而已。如果能夠在此階段發現癌而早期治療，通常不會再發，能夠痊癒。

因此，癌症的發生與成長分為數個階段。避免癌細胞的產生雖然是理所當然之事，不過不讓其繼續成長也很重要。當然，這些都與日常生活有關。

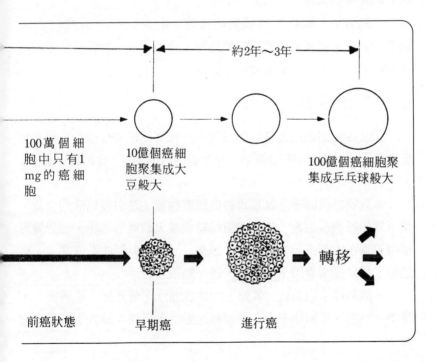

約2年～3年

100萬個細胞中只有1 mg 的癌細胞

10億個癌細胞聚集成大豆般大

100億個癌細胞聚集成乒乓球般大

前癌狀態　　　早期癌　　　進行癌　　　轉移

「致癌誘發因子」

　　人類罹患癌症的原因，包括飲食生活，煙、荷爾蒙、環境、病毒、慢性發炎、機械的刺激、寄生蟲、大氣污染、特殊職業環境、醫藥品、農藥、水污染等、範圍極廣。

　　雖然知道是由這些原因所造成的，不過，在我們的日常生活當中，有些原因是難以排除的。這當然會成為嚴重的問題，可將這些原因再加以分析、探討。

「癌細胞」不等於「癌」

　　可怕的癌症，並不會立刻成為癌細胞而急速增殖，使人類瀕臨死亡的困境。例如煙是眾人皆知的致癌物質，但是並不是所有吸煙的人都會罹患肺癌。

　　一般而言，如果在 20 歲開始抽煙，則多半在 50 幾歲到 60 幾歲之間會發生肺癌。儘管形成癌細胞，然而依癌細胞性質的不同，個數的不同，很難立刻就變成「癌症」。

使正常細胞的核肥大

　　正常細胞開始癌化有二個原因，一種是使正常細核的「原始癌症遺傳因子」產生突變而變成「癌症遺傳因子」的「致癌誘發因子」。

　　「致癌誘發因子」就是致癌的關鍵物質，是引發癌症的物質，使正常的細胞核肥大，或使細胞核變成較大的異形細胞。這個異形細胞還算不上是癌，只能算是「癌芽」。為避免形成「癌芽」，必須要了解致癌誘發因子的真相，這一點很重要。

　　•放射線（白血病、乳癌、甲狀腺癌）•紫外線（皮膚癌）•病毒（肝癌、子宮頸癌、上咽頭癌、惡性淋巴瘤、成人Ｔ細胞白血病）。

・**化學物質**（白血病、肺癌、皮膚癌、膀胱癌、肝癌）這些都是「致癌誘發因子」，要極力避免。

曝露在放射線中的人較易罹患「乳癌」

原子彈在廣島、長崎爆炸，現在居住在廣島、長崎的人發生了各種癌症，尤其乳癌的發生率為其他地區的四倍。這也可以證明原子彈的放射能具有「致癌誘發因子」的作用。

令人遺憾的是，在曝露於放射線的時期，如果是乳腺細胞分裂旺盛的 10 歲左右的青春期，則特別容易受到放射能的影響。這些人目前堪稱是進入乳癌的顛峰期，必須要早期發現，接受適當的治療。

雖說「致癌誘發因子」會使「癌症遺傳因子」開始活動，但是還不會立刻成為「癌症」。必須由「致癌促進因子」加速癌症化，由「致癌進展因子」提高癌症化細胞的增殖。

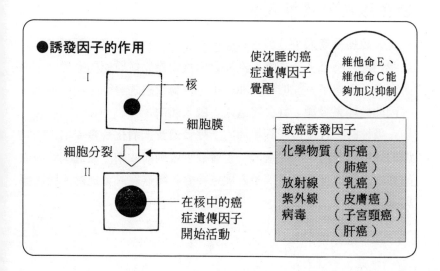

●誘發因子的作用

I　　核
細胞膜

細胞分裂

II　　在核中的癌症遺傳因子開始活動

使沈睡的癌症遺傳因子覺醒

維他命 E、維他命 C 能夠加以抑制

致癌誘發因子
化學物質（肝癌）
（肺癌）
放射線　　（乳癌）
紫外線　　（皮膚癌）
病毒　　　（子宮頸癌）
（肝癌）

「致癌促進因子」與「致癌進展因子」

要使正常細胞「癌症」化，首先要由「致癌誘發因子」發揮作用，其次是下面要為各位說明「致癌促進因子」與「致癌進展因子」。

使細胞膜產生變化加速癌化

「致癌誘發因子」會作用於正常細胞，使核肥大，製造出異型細胞來。對這個異型細胞發揮作用，傷害細胞膜，或削減其結合力量的就是「致癌促進因子」。藉著「致癌促進因子」，促進異型細胞的細胞分裂而進行真正的「癌症」化。

這些「致癌促進因子」，像女性荷爾蒙或男性荷爾蒙等，有些是我們人體內製造出來的東西，依這些活動時期的不同，產生不同的癌症年齡。「致癌進展因子」會使癌症化細胞的染色體發生變化，提高增殖。不過，目前到底「致癌進展因子」中含有哪些成分，不得而知。

避免致癌物質進入體內

「致癌誘發因子」與「致癌促進因子」及「致癌進展因子」，是我們避之唯恐不及之物。例如目前被視為癌症原兇的「煙」，就必須多加考慮了。煙的煤焦油之中，含有致癌誘發因子與促進因子，因此，如果吸煙，就會將這兩者吸入體內。

吸煙時，直接接觸到焦油的上呼吸道及上消化管會受損，同時煙的致癌誘發因子，促進因子也會被吸收到血液中，運送到較遠處的臟器。因此吸煙者有很多人罹患肺癌、咽喉癌、食道癌、膀胱癌與子宮頸癌。

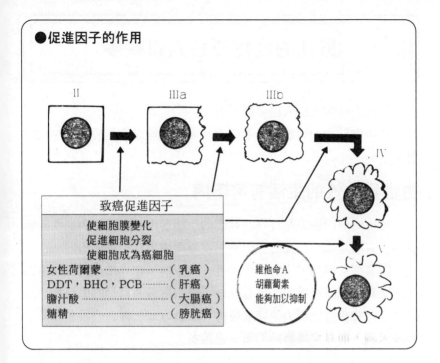

●促進因子的作用

致癌促進因子

使細胞膜變化
促進細胞分裂
使細胞成為癌細胞

女性荷爾蒙 ……………（乳癌）
DDT，BHC，PCB ………（肝癌）
膽汁酸 ……………………（大腸癌）
糖精 ………………………（膀胱癌）

維他命A
胡蘿蔔素
能夠加以抑制

避免受傷及發炎

　「致癌誘發因子」會對細胞的遺傳因子發揮作用。但是如果這個細胞不分裂的話，就算遺傳因子會引起突變，也是暫時性的。此外，引起細胞分裂時，如果發生在臟器的正常部分，則即使形成癌細胞，癌細胞本身也會脫落，或被吸收、消滅。

　不過，一旦臟器受損、發炎，癌細胞就會急速增殖。受傷或發炎的部分，為了療傷，細胞分裂會旺盛地進行。而反覆進行細胞分裂的部分，力量較弱，易使癌細胞增殖。

　當然，外傷的情形也是一樣，因此機械刺激會促進癌症的進行。為了避免製造「癌細胞」，因此要避免受傷、發炎，亦即要盡量避免細胞無端地分裂。

　同時，要儲備體力，以解毒致癌物質，並且積極攝取能夠抑制致癌的食品。

男性的癌症死亡人口較多

男性的癌症死亡人口多於女性。

理由為何？如果能夠知道原因，或許就可謀求免於罹患癌症的對策了。

男性與女性的生活有何不同

癌症的原因幾乎都存在於我們的生活當中。而男性與女性的癌症死亡有所差別。在探討原因時，就要考慮男女生活的不同。

職業婦女增加了，昔日男主外、女主內，在外工作與在家中工作到底有何不同？首先，就是在外工作很難按照自己的生活規律來過活，同時會造成壓力及過度疲勞。飲食方面，外食的機會較多，容易失調，而且交際應酬的機會也較多。

男性的生存意義與想法

昔日流行大男人主義。

吃喝嫖賭這種非社會性的行為，被視為是「男性生存的意義」，甚至認為人生苦短，在罹患成人病之前能夠死亡，那是最為理想的。然而，這種不節制的生活當然有損於健康。

因此，由於「癌症」而死亡的人較少，是因為在罹患成人病之前就已經死亡了。

煙、酒、不規律的生活是大敵

關於「癌症」，最忌諱的就是抽煙及大量飲酒。

煙與「癌症」有密不可分的關係。煙會使任何部位都發生「癌症」，或是促進癌症的形成，會發揮極大的影響力。與煙的關係尤其是密切的，就是喉頭癌與肺癌，死亡人數與一天所吸的煙量成正比。開始吸煙的年齡越年輕的話，就越容易罹患癌症。

如果少量攝取酒，則酒具有百藥之長的效用，但是如果喝烈酒或大量飲酒，就容易造成弊端了。烈酒或大量飲酒會刺激食道、胃壁等，使其糜爛。

最糟糕的是，下酒菜多半是鹹的食品，會對胃壁形成更大的刺激。酒會對肝臟造成負擔，這也是眾所周知的事實。

戒煙運動是一大進步

近年來，戒煙運動普及。這是保護自身免於癌之害的明智之舉。但是年輕層及女性吸煙的人口反而增加了。

為了保護自己免於癌症之害，同時正視男性因癌症死亡者較多的事實，必須要糾正昔日的「男性」生活。而年輕人或女性也絕對不要重蹈覆轍。

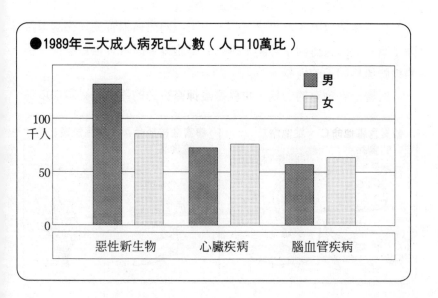

●1989年三大成人病死亡人數（人口10萬比）

使癌化細胞正常化

關於癌症的原因，已為各位做了很多的說明，我們人類想要遠離這些原因而自保是很難的。更極端地說，任何人過了20歲以後，身體某處一定存在癌細胞或癌芽細胞。

到癌症成立的「ⅠⅤ」為止尚可復原

「早期癌」的癌細胞被發現時，則有如大豆一般大，要成長到這般大，需花20～30年的歲月。因此，如何渡過這20～30年，可以說是避免癌症發病的重點。

癌細胞的成立，依發生、成長的階段分為Ⅰ～Ⅴ階段。到了Ⅴ的階段，癌症的發育，增殖已經無法遏止了，不過在其之前的ⅠⅤ階段時，仍有可能恢復為正常細胞的可逆性。

儲備體力解毒致癌物質

我們的身體具有將入侵的致癌物質進行解毒的力量。此外，當致癌物質使遺傳因子產生變化時，也可以將致癌物質或變化的遺傳因子與其他的遺傳因子分開，排除到細胞外。同時，也有修復受損的細胞遺傳因子的力量。

解毒致癌物質的力量，也就是發揮修復力的體力是必須加以儲

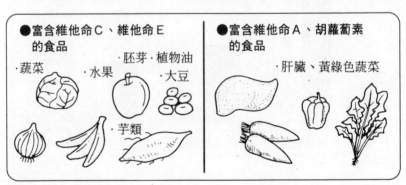

●富含維他命C、維他命E的食品
·蔬菜　·水果　·胚芽·植物油　·大豆　·芋類

●富含維他命A、胡蘿蔔素的食品
·肝臟、黃綠色蔬菜

備的。因此，適當的飲食、充足的睡眠、適度的運動、更好的生活，都是不可或缺的要素。

積極攝取抑制癌症的食品

當「致癌誘發因子」對細胞遺傳因子發揮作用時，需要氧化反應。如果要抑制「致癌誘發因子」的反應，則使用抗氧化劑較為有效。能夠成為抗氧化劑，亦即具有抗氧化作用的食品，包括維他命E、C，多半含於蔬菜中。

此外，「致癌促進因子」是會使細胞膜產生變化的物質。而能夠抑制其作用的，就是維他命A、胡蘿蔔素，多半含於黃綠色蔬菜中。

以黃綠色蔬菜為主，積極地攝取蔬菜，就能夠減少肺癌、食道癌、胃癌、肝癌、大腸癌、膀胱癌發生的機率。

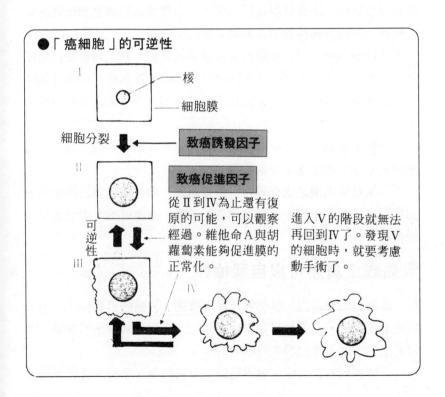

● 「癌細胞」的可逆性

I ── 核
　　── 細胞膜

細胞分裂　← 致癌誘發因子

致癌促進因子

從Ⅱ到Ⅳ為止還有復原的可能，可以觀察經過。維他命A與胡蘿蔔素能夠促進膜的正常化。

進入Ⅴ的階段就無法再回到Ⅳ了。發現Ⅴ的細胞時，就要考慮動手術了。

可逆性

接受「癌症檢診」的方式與必要性

在各地以 40 歲以上的人（子宮癌與乳癌的檢診為 30 歲以上）為對象，進行各種癌症檢診及健康診斷，以便能夠早期發現成人病及癌症。一年檢查一次，成為檢查對象者之前會接到通知，得知檢診的時間。

除此之外，也可以向各地醫院或衛生機構洽詢。不過，目前受診率仍然很低，務必要積極地接受檢診。

自己能夠發現的癌症並不多

通常，我們會等到出現身體失調、疼痛、不快感、噁心、頭昏眼花等症狀時，才會發現自己生病了。而傳達這個訊息的電線就是「神經」，但是神經並不是遍佈於體內。

以肝臟為例，只有周圍的膜會感覺到疼痛，甚至癌細胞已增殖到肝臟的三分之一大時，仍然不會感覺疼痛，等到癌症到達外膜時，才會感覺到疼痛，這時才赫然發現癌症的存在，卻已來不及救助了。

即使是能夠早期發現的胃癌，依癌形成場所的不同，有的必須增殖到相當大的程度才能夠發現。

如果癌症出現之處有神經、血管通過、則會立刻傳出疼痛或出血的訊息，避免事態變得更為嚴重。不過，最重要的，還是定期接受檢診。

乳癌或皮膚癌可以自我檢診

能夠自我檢診的，就是乳癌與皮膚癌。乳癌的自我檢診，請參照後面的說明。（懷疑是乳癌時，要馬上接受外科醫生的診斷。乳癌的治療，並不是由婦產科進行的。）

皮膚癌較容易形成的場所是眼、口唇四周、手背、乳房、陰部

、腳底等，當膚色出現變化時，要提高警覺。部分的皮膚發黑或出現灰色、褐色的平坦疣，就要接受皮膚科的診治。尤其陰部或乳房的皮膚發紅且逐漸擴張時，就更要注意了。

皮膚癌的原因是紫外線、乳頭瘤病毒、難以痊癒的外傷或燒燙傷等。

側耳傾聽醫生的診斷

進行癌症檢診時，要做細胞診，細胞核與膜的異形程度，分為Ⅰ、Ⅱ、Ⅲa、Ⅲb、Ⅳ、Ⅴ等各種不同的級數。每個級數都與「癌症的成立」的圖對應，依程度的不同，治療的方法也不同，故要側耳傾聽醫師的診斷，接受自己能夠了解的治療。

重點是每三個月或半年要接受診斷。可以觀察癌症進行的程度，判斷是否需要進行治療，因此，要持續接受檢診，因為前面提及癌症具有可逆性。

早期治療，就能夠擺脫癌症。當然，年輕時期就要戒煙，過著均衡的飲食生活，有規律的生活，藉此能夠防癌，並預防成人病。

不論男女，都有配合年齡的對策。實踐不罹患癌症的日常生活，接受有效的癌症檢診，就能夠使癌症的死亡率降低為零。

國內女性持續增加的乳癌

我國乳癌的死亡數在 1990 年為 5746 名，為女性全癌死亡的
6.7％。這數字以人口 10 萬人的粗死亡率來計算，則為 9.2。在
1935 年，以全國人口為標準人口計算時，年齡訂正死亡率為 5.1。

1955 年時，這數值又如何呢？死亡數為 1572 名。粗死亡率為
3.5，訂正死亡率為 3.2，即各自增加了 3.6 倍、2.6 倍及 1.6 倍。
從 1965 年到 1970 年，我國的乳癌死亡有明顯增加的傾向。

諸外國的女性乳癌死亡率

在世界各國，乳癌較多的國家是加拿大、美國、澳洲、意大利
等歐美諸國。與這些國家相比，日本、埃及、智利等國女性的乳癌
死亡率是比較低的。

這應說來，莫非日本人不容易患乳癌呢！並非如此。例如：居
住在夏威夷、舊金山、洛杉磯的日本人，與白人相比，癌比較少。
但是與居住在日本的日本人相比則為一倍。

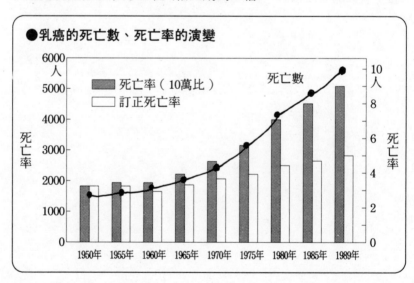

●乳癌的死亡數、死亡率的演變

由此可知，是否罹患乳癌並不具有人種肉體特性，也就是也許日本人比白人更不容易罹患乳癌。但是不僅如此，生活場所等地區的不同，生活環境會造成大的影響。

歐美型飲食生活使乳癌增加

　　比起居住在日本的日本人而言，住在美國的日本人生活型態傾向於美國式的生活。尤其在飲食生活方面，很難買到日本食的材料，因此會有美國食的傾向。

　　以日本食與歐美式的飲食相比，歐美式的飲食含有豐富的脂肪與蛋白質。這些飲食對乳癌會造成很大的影響。

　　先前敍述過，自 1965 年起，國內的女性乳癌有顯著增加的傾向。現在隨著國內的高度成長，有增加的趨勢。

　　隨著國人飲食生活的充實，形成歐美式的飲食生活時，乳癌就不斷增加了。現在食物非常豐富，生活型態也傾向歐美化，因此相信乳癌在我國仍會增加。

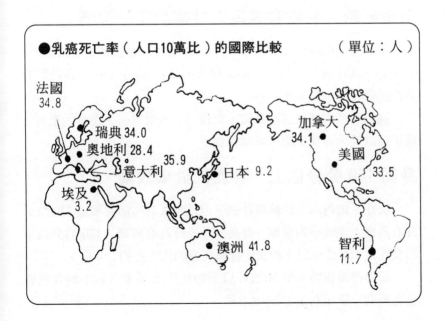

●乳癌死亡率（人口10萬比）的國際比較　　（單位：人）

法國 34.8
瑞典 34.0
奧地利 28.4
意大利 35.9
埃及 3.2
日本 9.2
加拿大 34.1
美國 33.5
澳洲 41.8
智利 11.7

發症年齡與身高、體重

　　乳癌的死亡人數及罹患乳癌的人都增加了。在此，試調查一下哪一年齡層的人，以及何種型態的人較多罹患乳癌。

國內女性的乳癌轉移為歐美型

　　國人的乳癌從 30 餘歲開始，40 歲至 45 歲到達最初的巔峰，下一顛峰則是 50 歲到 60 歲左右，高齡以後就會漸漸減少。歐美諸國的乳癌會隨著年齡的增加而增加，高齡時也沒有減少的傾向。但是近年來，在國內 50 歲至 60 歲的顛峰期不斷提高，高齡者的乳癌有增加的傾向。由此可知，國內女性的乳癌也漸漸歐美型了。

　　昔日國內女性的乳癌大都是轉移、浸潤較少的良性癌。但是近年來，歐美女性較多罹患的轉移、浸潤較多的惡性型也增加了，這意味著國人的飲食生活受到歐美化的影響。

21世紀時，乳癌會成為女性癌的第一位嗎？

　　推測今後乳癌的發症情形。在 2000 年時，罹患癌的人為 28115 名，佔全女性癌的 14.2%，而這數字顯示在 2000 年時，乳癌將會成為國內女性中最多的一種癌。

　　國內女性的體格逐漸壯碩，與歐美人並駕齊驅。但是如果連乳癌都與歐美人並駕齊驅，可就糟糕了！

身高 150 公分以上，乳癌的危機較高

　　現在，國內的女性體格壯碩，但是現在的高齡者卻以 150 公分左右為高大或矮小的交界。身高 150 公分為交界時，150 公分以上的女性比 150 公分以下的女性罹患乳癌的比率高約 2.5 倍。

　　即使體重相同，但 50 公斤以上的女性比 50 公斤以下的女性罹患乳癌的危險率高達 1.5～2.0 倍。

乳腺的細胞數與身高成正比。由於細胞數較多，因此就會增加癌化的可能性。此外，體重較重是高脂肪飲食生活的結果。尤其乳癌與脂肪的攝取有密切的關係，所以這一點非常重要。

青春期的飲食內容為癥結所在

20～30歲時，容易罹患早期癌，而國內女性乳癌的顛峰為40～45歲與50～60歲，共二個顛峰期。

由此可知，與其中年以後脂肪攝取過多，還不如說是在青春期時攝取的飲食所造成的。今後將迎向癌年齡的人，大都是屬於歐美型的乳癌，尤其是乳房明顯較大的人必須注意。高齡以後，罹患乳癌的可能性也會增高。

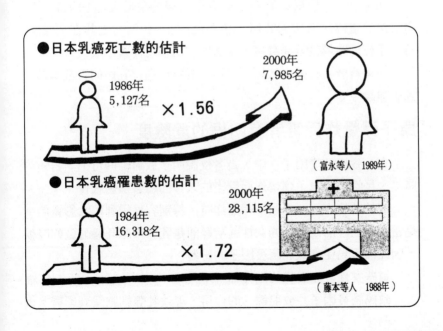

●日本乳癌死亡數的估計

1986年
5,127名

×1.56

2000年
7,985名

（富永等人　1989年）

●日本乳癌罹患數的估計

1984年
16,318名

×1.72

2000年
28,115名

（藤本等人　1988年）

乳癌與遺傳及放射線

癌（惡性新生物）的原因98～99％是在日常生活中，但是少數是由於遺傳所造成的。

兒童的眼睛的網膜芽腫、肝臟與腎臟形成的神經芽細胞腫、腎臟的腎胚胎瘤、形成皮膚癌的色素性乾皮症、大腸癌的先天性大腸腺瘤症等。原因在於先天的遺傳因子異常。不過，這些癌只佔整體的1～2％而已，而且在年輕時就會發病。

即使沒有直接受到遺傳的影響，可是在成人病與癌中，乳癌是與遺傳有密切關係的癌。

二等親以內出現乳癌，則罹患乳癌的可能性極大

乳癌的危險訊號即如果二等親以內有罹患乳癌的人，就必須注意了。所謂二等親以內，即祖母、母親、姐妹。

如果這些親戚罹患乳癌，則發生乳癌的危險度增加1.7～3.7倍。由於遺傳而引起的乳癌，佔整體的5～10％。尤其在30餘歲時，年輕的時候就容易發病，兩邊的乳房都可能會形成。

如果親戚中有罹患乳癌的女性，要特別進行乳癌的自我檢診，乳癌檢診等等。

原子彈爆炸受害者有四倍的危險度

在「致癌誘發因子」中，為各位說明了放射線的可怕。日本的廣島、長崎因為原子彈爆炸而受害的人，面臨各種癌威脅。

關於乳癌方面，在原子彈爆炸時，特別容易受到較大影響的，是當時在初經前後年齡的女性。初經前是乳腺細胞旺盛分裂的時候，因此最容易受到致癌誘發因子的影響。

這些女性乳癌發病的過程如下：

致癌誘發因子「放射線」的作用，導致乳腺細胞受到影響。後

來，致癌促進因子「女性荷爾蒙」又造成了影響，而使細胞變化為癌細胞。大約在 35 年以後，到了停經前後，由於荷爾蒙平衡失調，以及免疫細胞不活性化及減少，使得癌細胞開始增殖。

因此，發生乳癌的危險率比一般人高約四倍。

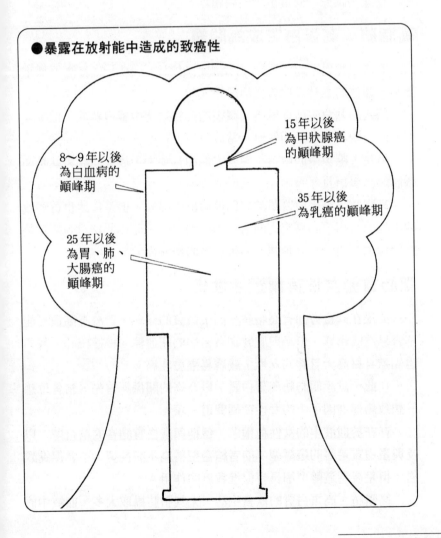

●暴露在放射能中造成的致癌性

15 年以後
為甲狀腺癌
的顛峰期

8～9 年以後
為白血病的
顛峰期

35 年以後
為乳癌的顛峰期

25 年以後
為胃、肺、
大腸癌的
顛峰期

乳癌與飲食生活，脂肪與蛋白質

　　雖然罹患乳癌的女性是身材高大且較胖的人，以及二等親以內有乳癌患者的人較容易罹患，可是如果能夠注意飲食，就能夠避免危險性至某種程度。

　　在此，試探討飲食生活的問題點。

高脂肪、高蛋白質成為問題

　　戰後已經過了50年了。在這半世紀以內，國人的體位不斷地上升，體位的上升是飲食生活所造成的。

　　國人的飲食生活從戰時、戰後的食物缺乏中獲得解放，把歐美型的飲食視為是理想的飲食，當成目標進行改善。

　　但是，歐美型的飲食在健康方面卻有缺失，最大的缺失就是高脂肪、高蛋白質。

　　高脂肪、高蛋白質雖然有助於體位的提升，但是當然也會導致歐美型成人病（心臟疾病的增加等）的問題，而在此探討的問題乳癌的增加，也受到高脂肪、高蛋白質的影響極大。

脂肪會使女性荷爾蒙活性化

　　如果在飲食方面有高脂肪、高蛋白質的傾向，對於身高很可能不容易造成影響，但是與肥胖卻有密切的關連性。根據統計，我們也知道身材高大且胖的女性，較容易罹患乳癌。

　　在此，試說明脂肪與蛋白質，以及癌的關係。首先，請各位想一想致癌促進因子中的女性荷爾蒙這一項。

　　存在於血液中的女性荷爾蒙，包括與蛋白質結合的結合型，以及與蛋白質遊離的遊離型。前者結合型稱為不活性型，不會促進致癌，但是後者遊離型卻具有促進致癌的作用。

　　高脂肪、高蛋白質的飲食生活，尤其脂肪攝取太多，血液中的

女性荷爾蒙會由「結合型」變成會促進致癌的「遊離型」，誘發乳癌。

思春期的飲食造成很大的影響

在思春期乳腺細胞旺盛進行細胞分裂時，乳癌之芽最為容易產生，由這意義來看，與其注意現在的飲食，還不如考慮過去的飲食。現在有青春期子女的父母，考慮到子女的將來，要改善飲食生活。

從防止成人病這一點來看，在歐美脂肪與砂糖攝取多，已成為問題，國人不可以再增加脂肪的攝取量，尤其要停止攝取動物性脂肪。此外，在歐美醣類中砂糖較多，在這一點上，一定要養成以飯為主食，好好攝取穀物的飲食習慣。

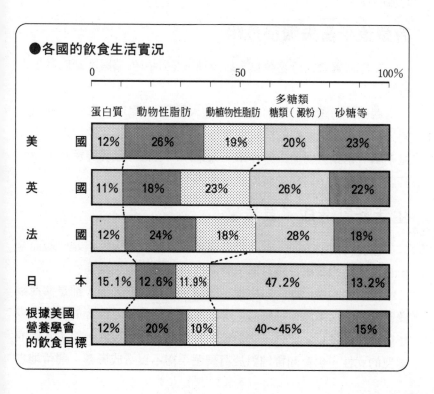

●各國的飲食生活實況

	蛋白質	動物性脂肪	動植物性脂肪	多糖類 糖類（澱粉）	砂糖等
美　國	12%	26%	19%	20%	23%
英　國	11%	18%	23%	26%	22%
法　國	12%	24%	18%	28%	18%
日　本	15.1%	12.6%	11.9%	47.2%	13.2%
根據美國營養學會的飲食目標	12%	20%	10%	40～45%	15%

乳癌與荷爾蒙平衡

對女性而言，女性不可或缺的女性荷爾蒙卻是致癌促進因子，對於乳癌的發病有極大的影響力。初潮與停經的時期是問題，但是也與婚姻生活，子女的有無等有關。

較早的初潮與較遲的停經危險性較大

與乳癌的發生有密切關係的是荷爾蒙環境。促進致癌的女性荷爾蒙對人體產生作用的期間有多長，是主要的問題所在。

如果初潮是在 12 歲以下較早的時期來臨，而停經則在 50 歲以上較遲時，則女性荷爾蒙的分泌期間較長，當然也會增加罹患乳癌的危險性。

荷爾蒙平衡失調很危險

女性荷爾蒙的分泌較長，以及荷爾蒙平衡失調與乳癌的發生也有關。

例如：初產時，年齡為 35 歲的人與在 18 歲以下生第一個孩子的人相比，罹患乳癌的危險性會提高三倍。ＥＰ荷爾蒙錠劑與經口避孕藥，也具有弱荷爾蒙作用。如果以前曾罹患過乳腺疾病，證明細胞分裂旺盛，容易受到致癌誘發因子的作用。

生活紊亂造成不良影響

關於荷爾蒙方面，至今仍有很多不了解的部分。但是一般而言，日常生活的紊亂日積月累，會使得荷爾蒙平衡失調。

以女性的情形而言，生理、懷孕、生產、授乳等，都是與荷爾蒙有關的生活型態。勉強減肥導致生理不順或無月經等的現象，以年輕女性較多見。此外，害怕破壞體型而不願意授乳，用牛乳餵哺嬰兒的女性，也會間接地對於荷爾蒙平衡不良造成影響，連帶地也

會成為乳癌的原因。

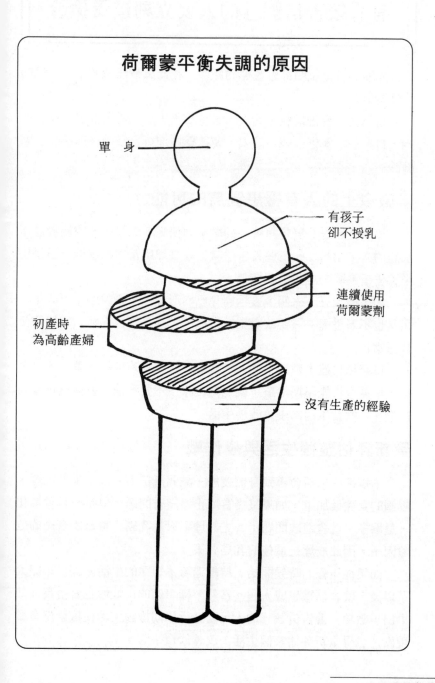

荷爾蒙平衡失調的原因

單　身

有孩子
卻不授乳

連續使用
荷爾蒙劑

初產時
為高齡產婦

沒有生產的經驗

有「警告信號」的人要立刻接受檢診

先前為各位說明罹患乳癌的條件，在此試整理敘述一下乳癌的「警告信號」。

有這些「警告信號」的人，必須改善生活以避免罹患乳癌。此外，有一些「警告信號」的人，要積極地進行自我檢診與接受乳癌檢診。

半數以上的人有罹患乳癌的可能性

檢查乳癌之「警告訊號」的結果如何呢？到了中年或屬於癌年齡層的人，出現二、三個警告信號也許是理所當然的事情，但是出現警告信號時，也不需要慌張。

如果出現五～六個，表示癌芽已經形成了，雖說癌芽形成了，可是也不要恐懼。只要改變生活型態，尤其是飲食生活，就能夠使其正常化。

符合項目達半數以上的人，要盡早接受乳癌檢診。萬一不幸發病，早期發現能早期治療，就能夠復原。不要害怕，要擁有正確的知識，以飲食生活為主來改善生活。

重新評估整個生活與癌作戰

不規律的生活會導致身體疲憊，減弱抵抗力。近年來，抽煙、喝酒的女性增加了，如果是淺嘗即止還沒有問題，但是一旦習慣化，量增多，就會造成問題了。尤其煙不只是乳癌，也是所有癌的危險因子，因此戒煙是最佳的乳癌對策。

如果從年輕的時候開始，持續過著不規律的生活。到了年紀大了以後，就容易罹患成人病。當然，罹患癌的可能性也會增高。如果出現數項「警告信號」的人，要進行早期檢診。即使檢診沒有發現癌，也得重新評估整個生活，改善飲食生活。

●乳癌的「警告訊號」的檢查

	是	否
• 初經在 12 歲以下。		
• 50 歲以上停經。		
• 單身。		
• 無子嗣。		
• 初產時的年齡是 30 歲以上。		
• 有 2 個孩子卻未授乳。		
• 母親、姐妹、祖母等二等親以內,有罹患乳癌的人。		
• 過去 1 個月以上曾持續使用女性荷爾蒙。		
• 醫師診斷乳腺異常。		
• 身高 165cm 以上,體重 65kg 以上。		
• 40 歲以上,未接受乳癌檢診。		
• 抽煙。		
• 從孩提時代開始,持續高脂肪、高蛋白質飲食。		
• 喜歡肉類。		
• 攝取很多乳製品。		
• 調理時使用較多的油。		
• 飯後一定要吃甜點。		
• 好吃甜食。		
• 不吃黃綠色蔬菜。		

脂肪攝取過多必須注意

　　要預防乳癌應該怎麼做才好呢？一次預防是確立包括飲食在內的更好的日常生活。而二次預防則是乳癌檢診。在此為各位探討以一次預防為主要項目的飲食。

　　說到飲食，大家都知道要預防成人病的原則，是『減少鹽分的攝取，多攝取包含黃綠色蔬菜在內的食品數，考慮營養均衡的飲食，多花點時間吃東西』。

　　但是關於乳癌方面，由於攝取脂肪會使女性荷爾蒙活性化，促進致癌，因此，不要忘記減少脂肪的攝取量。

不要攝取太多的脂肪

　　國人的脂肪攝取量與歐美人相比並不多。1989 年的脂肪攝取量約 59 公克，其中植物性脂肪的攝取量約為 28 公克。

　　脂肪一天的必要量為 50～60 公克，這數字不會成為問題。但是這數字是平均值，有的人攝取 60 公克以上。雖然上升的曲線漸趨緩和，但是依然有增加的傾向，脂肪增加的傾向以歐美型癌的增加軌道一致，這是很多人指出的問題點。

即使是植物性脂肪的攝取也需要注意

　　脂肪對於乳癌的發生具有重大的影響力。盡可能多下點工夫，不要攝取脂肪。

　　以道理而言雖是如此，但是只預防乳癌並不見得就能夠決定飲食內容，能過著普通生活的熱量，要藉著飲食來確保，因此攝取熱量效率較佳的脂肪，是必要且不可或缺的項目。

　　脂肪並不是壞蛋，要適量攝取脂肪。首先，脂肪攝取量不要超過 50～60 公克，由於脂肪攝取量逐年增加，因此，在飲食生活上要注意不可以再增加了。

肉類等動物性脂肪並不好，而基於心臟病等方面來考量，認為植物油對健康比較好。但是以預防乳癌而言，對於整個脂肪攝取量而言，都必須要有嚴格的限制。包括植物性脂肪在內，不可以攝取太多的脂肪。

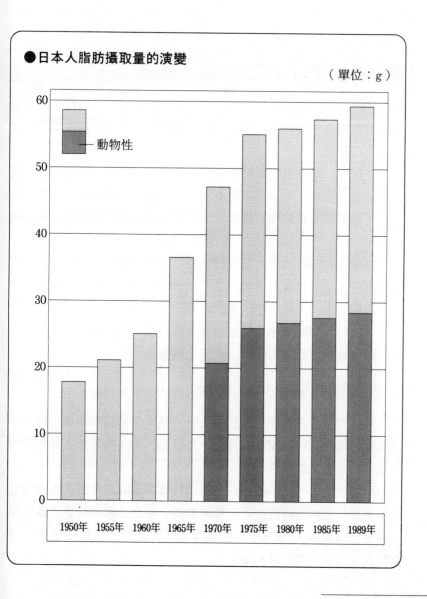

●日本人脂肪攝取量的演變

（單位：g）

動物性

| 1950年 | 1955年 | 1960年 | 1965年 | 1970年 | 1975年 | 1980年 | 1985年 | 1989年 |

積極攝取黃綠色蔬菜

防止細胞的癌化，使細胞正常化的維他命，具有重要的作用。在預防乳癌方面，也要好好地攝取維他命類，而重點則是維他命A、胡蘿蔔素，以及維他命C、E的攝取。

維他命劑等的效用至今還不明確

利用動物作實驗，給予致癌物質來製造癌，而這實驗則是給予動物維他命A、胡蘿蔔、維他命C、維他命E，發現能夠抑制致癌。

在試管中讓致癌物質對於培養細胞發生作用時，培養細胞會變成癌細胞。這時，再加入維他命A、胡蘿蔔素、維他命C、維他命E等，能夠抑制致癌細胞的生成，這是根據很多實驗資料而得到的報告。

如果以錠劑的方式來服用維他命與胡蘿蔔素，是否能夠防止人類的癌呢？這項實驗以美國為主，也曾進行過。結果如何呢？據說還要再過幾年，才能提出正確的結論。

不過目前只在實驗上證明維他命劑有效，而實情如何則不得而知，但是有很多的資料顯示，吃蔬菜類能夠防癌。

一天要吃 300 公克的蔬菜

如果我們要過著防癌的飲食生活，基本上要攝取均衡的飲食，因此盡可能攝取花樣繁多的食品，如穀物、魚、肉等，尤其可以利用蔬菜來大量攝取維他命類。

蔬菜量一天一人 300 公克，黃綠色蔬菜攝取 100 公克最為理想，但是要吃 300 公克的蔬菜，量非常多。現在，國人的蔬菜攝取量，黃綠色蔬菜為 77 公克，淡色蔬菜為 173 公克，與以往相比，黃綠色蔬菜的攝取量的確增加了。

蔬菜類不見一定要吃新鮮蔬菜或生菜沙拉，煮過的蔬菜或燙青菜也不錯。此外，要用植物油炒黃綠色蔬菜，或者炸來吃，作成烤菜等，能夠提高胡蘿蔔的吸收效果。

　　但是要預防乳癌，脂肪量又會成為問題。所以生菜沙拉中的調味醬、炒菜油、炸油等，量不能夠增加。

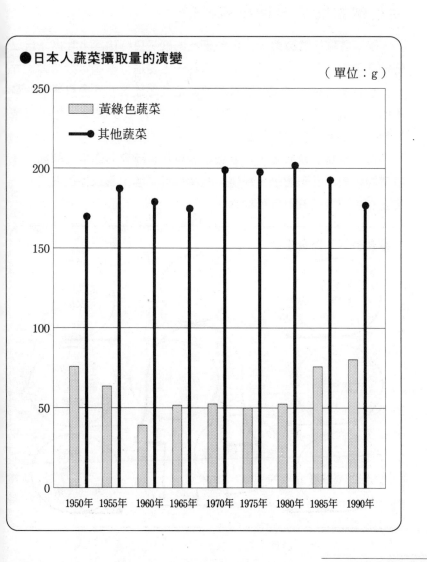

●日本人蔬菜攝取量的演變

（單位：g）

30歲以上要自行檢診

　　30歲以上要接受乳癌檢診，不要認為做到一定的年齡即可，而要一生定期接受檢診。

自行檢診能夠早期發現乳癌

　　除了乳癌檢診以外，一定要實行的就是自行檢診，乳癌是自己能夠發現的少數癌之一，至少每個月一定要進行一次自行檢診。

　　自行檢診時，必須特別注意的就是乳房硬塊。乳房自覺症狀最多的一項就硬塊，將近84％的乳癌患者都會出現硬塊。乳房有硬塊時，立刻接受醫生的診斷。

　　自行診斷非常有效，但是錯誤的自行診斷會令你手忙腳亂。在生理期以前，乳腺腫脹，只用手觸摸很難了解，所以停經前的人一定要在生理後第五天進行檢診。

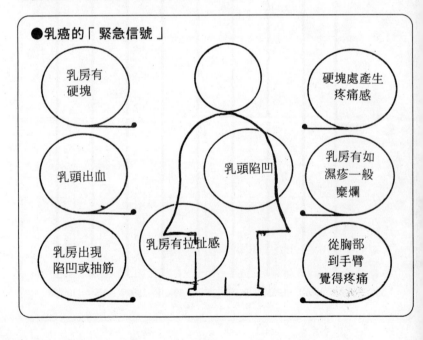

●乳癌的「緊急信號」

乳房有硬塊

硬塊處產生疼痛感

乳頭出血

乳頭陷凹

乳房有如濕疹一般糜爛

乳房出現陷凹或抽筋

乳房有拉扯感

從胸部到手臂覺得疼痛

不容忽視的「緊急信號」

　　其次，比較明顯的是乳頭出血，因為只是胸罩上有一些黃色的斑點，所以容易忽略，但是絕對不能忽視。

　　乳房的陷凹緊繃，乳頭的陷凹或產生拉扯感，表示癌已經浸潤。90％的人不會感覺疼痛，可是有的人會覺得類似神經痛的疼痛。

　　出現乳癌的「緊急信號」或徵兆時，要及時去看外科門診。早期發現早期治療能防止轉移，即使要動手術也是小手術而已。如果是如大豆一般大的早期癌，動手術就能夠治癒。

●乳癌的自行診斷方法

視診

1. 站在鏡子前，放下雙臂，看鏡中左右的乳房（要記住自己乳房的形狀、乳頭的形狀等）。
2. 抬起雙臂，對著鏡子檢查正面、側面、斜面。
   A.乳房是否有拉扯或出現陷凹的情形？
   B.乳頭是否陷凹或出現如濕疹一般的糜爛？

觸診

1. 仰躺，要檢查的人側肩下墊著薄枕，使乳房平均地攤在胸上。
2. 檢查乳房內側半邊……手臂上抬至頭後方，用相反手的指腹仔細靜靜地輕輕按壓接觸。
3. 檢查外側半邊……手臂自然下垂，用相反側的手指指腹靜靜壓迫，最後手伸入腋下觸摸。
4. 用指尖捏乳房進行檢查時，即使沒有異常也會有硬塊的感覺，所以一定要用指腹來檢查。
5. 單側檢查結束以後，也以相同的方式檢查另一側。
6. 輕捏左右乳頭，好像擠乳汁似地，檢查是否出現血液等異常液體。

三種乳癌手術方法

乳癌治療中，女性最在意的是手術的問題。

是動哪一種手術呢？手術後疤痕的情形如何等等，這些情形都會令人感到不安。如果事前就能了解關於乳癌的手術，就能夠消除一些不安感。

何謂乳癌手術？

乳癌手術大致分類如以下三種：

①哈爾斯提德手術

切除乳房與乳房及肋骨之間的胸大肌（女性是靠乳房內側支撐乳房，保護肋骨，發揮活動手臂的機能）。切除以後，肋骨浮出。

②胸肌保存乳切

留下胸肌，切除乳房的手術，肋骨不會浮出，但是手術後，外觀上會產生很大的差異。

③乳房溫存療法

癌周圍留下充分的乳腺，而只切除癌的部分。依癌擴散程度的不同而有所差異，不過能夠留下乳房，疤痕也比較小。

在歐美，使用哈爾斯提德手術的機會越來越少。在日本則以採用乳房溫存療法較少，哈爾斯提德手術較多，不過今後可能會有減少的傾向。相信將來胸肌保存乳切會不斷增加。如果是早期發現，採用乳房溫存療法的機會也會增加。

事先溝通的重要性

要動乳癌手術，事先要仔細聆聽醫生的說明，自己同意以後再動手術，這一點非常重要。有了這一項過程，就能夠減輕手術後的精神打擊。聽過充分的說明以後，就可以進行選擇，所以事先溝通，在動乳癌手術時，是最重要的一點。有很多人一旦被宣告罹患了

乳癌，就會慌了手腳，不知該如何是好。不過即使罹患乳癌，也要正確了解自己到底是屬於何種狀態。

有些人一切都交給醫生處理，等到看到鏡中自己動過手術的姿態，一陣愕然的女性大有人在。

即使癌症痊癒，然而留在肉體和心靈的傷痕卻很大，所以應該要由醫師告知癌的階段到達何種程度，要動手術應該如何進行，結果如何。事先告知，能夠緩和精神的打擊，一定要很有勇氣地向醫師詢問自己的病情。

即使是因為子宮癌而摘除子宮時，也必須要了解為甚麼要摘除子宮，手術的結果如何。一定要和醫師商量，得到某種程度的了解，或者是參考一些有經驗的人的意見。

因此，即使不會直接危及生命，可是也要考慮到對於心理的打擊也很重要。

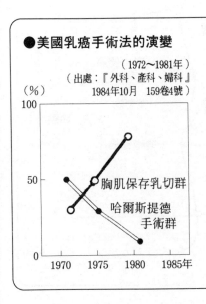

●美國乳癌手術法的演變

（1972～1981年）
（出處：『外科、產科、婦科』
　　　1984年10月　159卷4號）

胸肌保存乳切群

哈爾斯提德
手術群

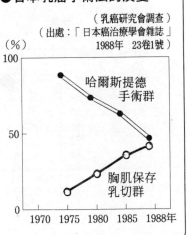

●日本乳癌手術法的演變

（乳癌研究會調查）
（出處：「日本癌治療學會雜誌」
　　　1988年　23卷1號）

哈爾斯提德
手術群

胸肌保存
乳切群

治癒率逐漸提高的子宮癌

在女性性器形成的癌，包括子宮頸癌、子宮體癌、卵巢癌。

子宮頸癌是在子宮的入口，也就是子宮頸部形成的癌。子宮體癌則是在子宮體部，也就是孕育胎兒處所形成的癌，二者合稱為子宮癌。卵巢癌就是在卵巢形成的癌，與子宮癌不同。

一般說的子宮癌大都是指子宮頸癌

子宮癌造成的死亡在國內有減少的傾向。這是因為能夠早期發現、早期治療的子宮頸癌較多，而醫療的進步與對於癌的啟蒙普及，減少了死亡率。

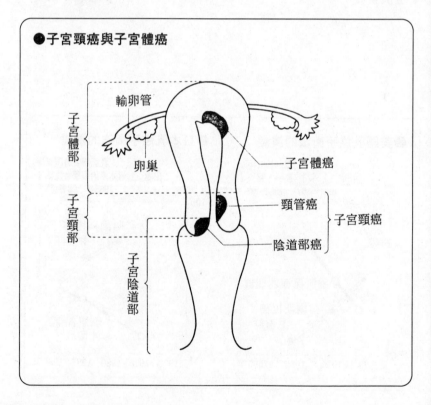

●子宮頸癌與子宮體癌

輸卵管

子宮體部

卵巢

子宮體癌

子宮頸部

頸管癌

子宮頸癌

陰道部癌

子宮陰道部

國內子宮癌的罹患率仍然以子宮頸癌佔大多數，為90％，所以一般所說的子宮頸指的就是子宮頸癌；而在歐美，子宮體癌的發生率則比子宮頸癌更高。

不過，近年在國內也有子宮頸癌減少的傾向，然而子宮體癌、卵巢癌卻有慢慢增加的傾向。換言之，子宮癌的罹患傾向也逐漸傾向歐美化。

子宮癌的罹患率高，然而治癒率也高

女性癌的罹患癌，子宮癌僅次於胃癌與肺癌，不過死亡率並不是很高，而且死亡數有減少的傾向。最大的理由就是以30歲以上的女性為對象的「子宮癌檢診」非常普及，利用檢診就能夠早期發現，早期治療。

現在如果在初期階段發現癌而作適當的治療，幾乎不會再發，治癒率非常高。

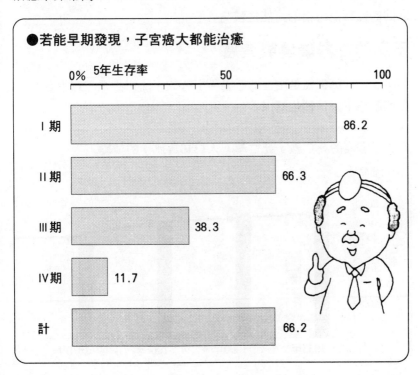

● 若能早期發現，子宮癌大都能治癒

5年生存率	
Ⅰ期	86.2
Ⅱ期	66.3
Ⅲ期	38.3
Ⅳ期	11.7
計	66.2

0%　　　　50　　　　100

子宮頸癌是因為性行為造成感染而引起的

子宮頸癌不會遺傳。根據最近的研究，國人子宮頸癌的芽細胞發現了乳頭瘤病毒。此外，根據報告，可能也與疱疹Ⅱ型病毒有關。

性行為為感染原因

子宮頸癌的發症在較早的時候，認為與性行為有關，即初交年齡較低或性交對象較多的女性，或是成為性伴侶的男性有很多異性性交對象的情況，則發症率較高。反之，性交經驗較少的女性發症率較低。

現在，乳頭瘤病毒和疱疹Ⅱ型病毒被視為是嚴重的問題，兩者都是經由性行為而造成感染。因此，子宮頸癌由性伴侶較多的異性之間的性行為傳播的可能性較高。

不潔的性器環境製造癌

子宮頸癌60％是由性器感染所引起的，所以必須注意不要在不潔的狀態下進行性生活。

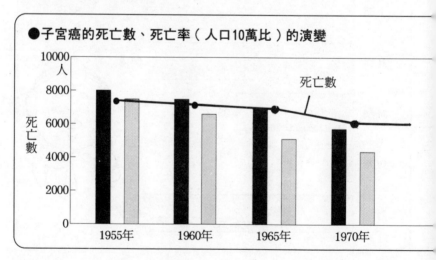
●子宮癌的死亡數、死亡率（人口10萬比）的演變

此外，根據資料顯示，子宮頸癌以多產的女性較多。換言之，由於懷孕、生產所造成的傷口，以及其他的感染所造成的。以前，低所得層罹患子宮頸癌較多，這可能是因為不乾淨的性器環境所造成的。

總之，務必要保持性器環境的乾淨。

子宮肌瘤或陰道炎等導致白帶增多時，陰道內無法保持酸性，因為來自外部的細菌而引起疣或潰瘍，或者是糜爛和瘜肉等，分裂細胞容易形成異型細胞，而異型細胞成為癌芽。

煙當然有害

根據資料顯示，抽煙的女性罹患子宮頸癌的機率多約1.6倍。抽煙女性的陰道分泌發現具有使沙門氏菌的遺傳因子產生突變的作用，被吸收的煙焦油的致癌物質，可能分泌到陰道內。

對於子宮頸癌而言，煙當然有害。為了健康著想起見，不可吸煙過量，這是必須要遵守的事項。

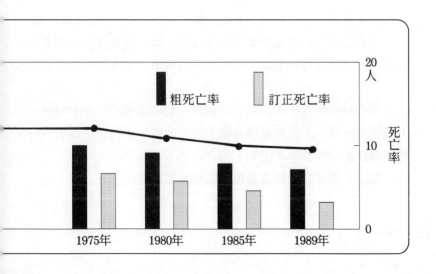

國人較多罹患的子宮頸癌

國內的子宮癌幾乎都是子宮頸癌，30歲以上的女性所作的子宮癌檢診就是子宮頸癌檢診，並沒有進行子宮體癌的檢診。在初期一般沒有症狀，如果有感覺就必須接受婦科醫師的診斷，一年接受一次檢診。

不要忽略「警告信號」

如果有符合「警告信號」的項目，能夠改善時，要立刻改善。癌會經過數十年而發症，因此要回顧以往的生活，發現符合其中的幾個項目時，就要積極接受檢診。

早期發現早期治療能夠克服癌，但是平常一定要留心檢查「警告信號」。

月經以外的出血是「緊急信號」

如果有月經以外的出血現象，即使量很少也可能是癌。

性交後的出血，激烈運動以後的出血，分泌物量增加，或者是摻雜血液有顏色時，都是「緊急信號」，要立刻接受醫師的診斷。

子宮頸癌在初期幾乎都是沒有症狀，而不斷進行時，就會伴隨出現性器出血與帶有惡臭的白帶增加的現象，這些情況都不容忽視。

子宮頸癌會直接浸潤相鄰的臟器，也可能通過骨盤中的淋巴管而轉移至全身。但是如果癌還在子宮頸部內，或者是在還小的時候被發現而加以治療並不困難，而且幾乎不會再發。

總之，不要忘記早期發現早期治療的必要性。

●子宮頸癌的「警告信號」的檢查

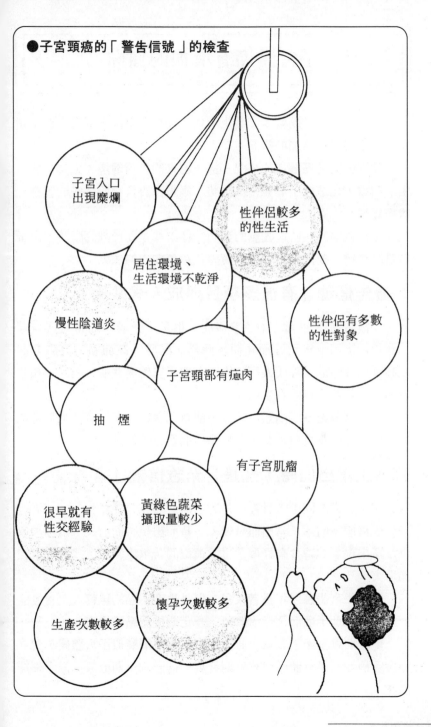

子宮入口
出現糜爛

性伴侶較多
的性生活

居住環境、
生活環境不乾淨

性伴侶有多數
的性對象

慢性陰道炎

子宮頸部有瘜肉

抽　煙

有子宮肌瘤

很早就有
性交經驗

黃綠色蔬菜
攝取量較少

懷孕次數較多

生產次數較多

子宮體癌有增加的傾向

　　歐美人子宮體癌較多，發生率比子宮頸癌更高。不過，近年國人也有子宮體癌增加的傾向。

　　其原因與乳癌增加的情況一樣，國人的生活環境，尤其是飲食生活的歐美化造成了影響。高脂肪、高蛋白質食物所造成的影響，處處可見。

　　子宮體癌的預防與乳癌的預防一樣，都是要控制高脂肪、高蛋白質的食物，要大量攝取包括黃綠色蔬菜在內的蔬菜。

「警告信號」有很多項目與成人病共通

　　子宮頸癌在 30 歲左右就會發症，但是子宮體癌通常發症較遲，在停經後第十年到達顛峰期。此外，肥胖、高血壓、高脂血症（高膽固醇血症）等成人病的原因，與子宮體癌共通。因此在預防方面，尤其要注意飲食生活。

　　脂肪攝取過多或醣類（砂糖等甜食）攝取過多，導致熱量過剩並不好。肥胖是萬病之源，對於癌症而言也不例外。

有不正常出血時，就是「緊急信號」

　　與子宮頸癌同樣，月經以外的出血必須充分注意。

　　子宮體癌的不正常出血量較多，時而出現時而消失，這種現象會反覆出現。同時會有好像子宮收縮似的苦重疼痛感，或者覺得腹部增大。

　　雖然子宮體癌以年長者較多，但是生理不順的年輕人也會發症。如果因生理不順而接受治療時，一定要接受癌的檢查。

　　更年期以後過了五年，若出現出血現象則疑似子宮體癌，要立刻接受檢查。子宮體癌只要早期發現，就能夠早期治療，幾乎都能治癒。

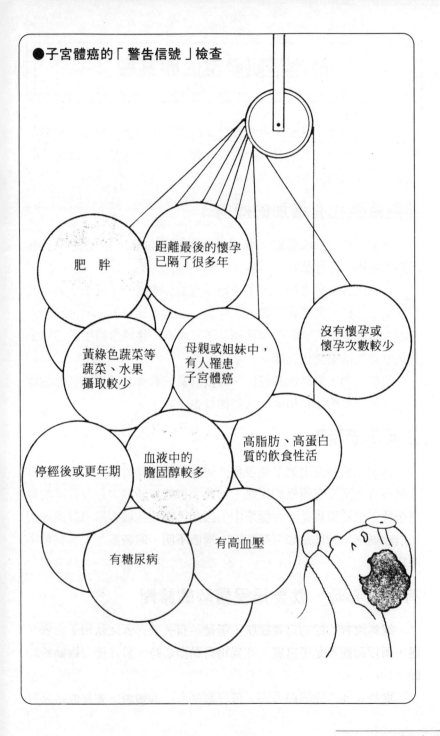

肥　胖

距離最後的懷孕
已隔了很多年

沒有懷孕或
懷孕次數較少

黃綠色蔬菜等
蔬菜、水果
攝取較少

母親或姐妹中，
有人罹患
子宮體癌

停經後或更年期

血液中的
膽固醇較多

高脂肪、高蛋白
質的飲食性活

有糖尿病

有高血壓

很難早期發現的卵巢癌

卵巢癌不是子宮癌，但是對於女性性器癌而言，是必須要談及的項目。卵巢如大人的拇指一般大，製造卵子，並具有分泌女性荷爾蒙等重要作用。

伴隨歐美化有增加的傾向

卵巢大都會形成腫瘤，腫瘤的種類也非常多。但是其中85％為良性腫瘤，惡性腫瘤並不多。

卵巢癌發生數還很少，不過近年有增加的趨勢。這十年來，大約增加了二倍。卵巢癌在國內比較少，在歐美比較多，不過近年來在國內也有增加的傾向。與乳癌、子宮體癌同樣地，與生活環境尤其是飲食生活歐美化有關。

預防方面，要控制高脂肪、高蛋白質的飲食，多攝取黃綠色蔬菜。與其他癌的項目相同，當然抽煙也不好。

很難早期發現

卵巢癌的特徵很難早期發現。卵巢位於小骨盤陰道深處，所以很難檢查，又沒有明顯的症狀，因此，很難早期發現。而且癌的發育很快，由於卵巢是浮在腹膜中，因此，癌細胞很容易飛散到周圍，引起轉移。到底是如何發生的，構造不明，的確是令人感到棘手的癌。

有點擔心時，就要接受醫師的診斷

雖然沒有明顯的自覺症狀，但是，有一些自覺症狀和子宮癌共通，所以即使不是子宮癌，在覺得有點擔心時，最好接受醫師的診斷。

關於女性的性器癌方面，最好觀察自己的體調，要養成這種好

習慣。感到擔心時，不要猶疑，要接受醫師的診斷。但是不要自行判斷或聽一些有經驗的人作外行人的判斷，這些都很危險。

　　沒有癌當然很好，如果有癌只要早期發現也能夠展現治療效果。

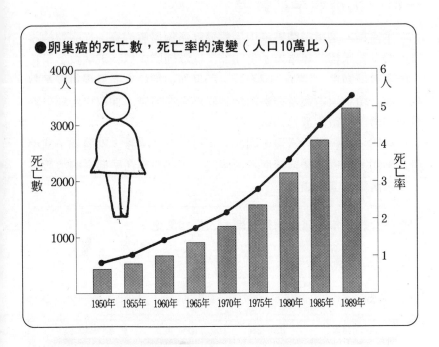

●卵巢癌的死亡數，死亡率的演變（人口10萬比）

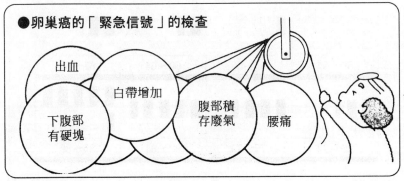

●卵巢癌的「緊急信號」的檢查

出血

白帶增加

下腹部有硬塊

腹部積存廢氣

腰痛

子宮癌對策為一生檢診

　　子宮癌的團體檢診是以 30 歲以上的女性為對象，一年進行一次。此外，也可以個別接受檢查或婦科醫師的診治。

一年一次也能早期發現

　　子宮癌不是用眼睛看或用手觸摸就能夠了解的癌。作團體檢診時，醫師要用棉花棒摩擦子宮頸部，採取細胞塗抹在玻璃板上染色，用顯微鏡觀察，這就是細胞診。如果作這種檢查而發現可疑細胞時，則必須利用內視鏡觀察細胞到底出現在何處，採取可疑部分的組織，再用顯微鏡進行檢查判斷。

　　初期子宮癌進行緩慢，因此一年接受一次檢診，就能夠早期發現。參加子宮癌團體檢診而發現癌的人，80％都在早期癌的狀態下，所以治癒率非常高。

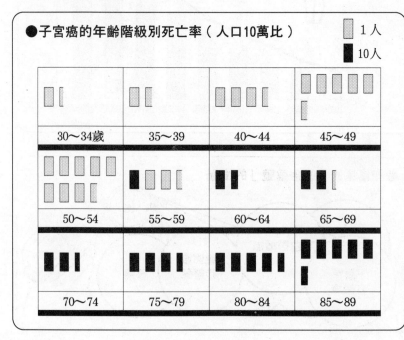

●子宮癌的年齡階級別死亡率（人口10萬比）

子宮癌的危險性一生都存在

　　大多數的女性在 30～40 餘歲時，都會積極進行子宮癌的檢診，停經以後就沒有這麼熱心了。但是這是不智之舉。

　　到了 50 歲時，較容易發生子宮癌，所以即使生理期結束，並不表示子宮癌發生的危險性就消失了。隨著加齡荷爾蒙平衡失調，子宮癌的發生和進行，在過了 50 餘歲以後，更可能出現。

　　子宮癌的危險性會持續一生。停經以後，可說是子宮癌檢診的開始信號或再開的信號，一定要持續接受檢診。

●**容易罹患癌症的生活型態**

　　在全國各處的 20 幾個衛生所，以 265,118 人為對象，進行 17 年的調查。調查日常生活與癌的關係，經由資料顯示的結果如下：

※**容易罹患癌的人**

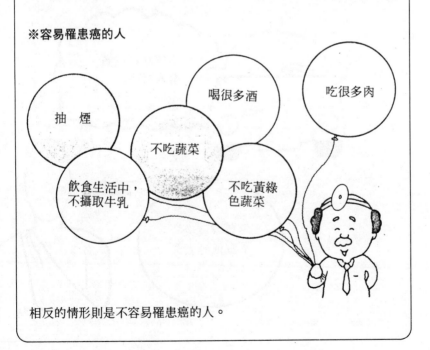

抽　煙

喝很多酒

吃很多肉

不吃蔬菜

飲食生活中，不攝取牛乳

不吃黃綠色蔬菜

相反的情形則是不容易罹患癌的人。

利用癌檢診早期發現

　　癌是非常可怕的疾病。步入30歲以後，體內出現癌細胞或異形細胞的可能性都很高，但是癌芽會發展為真正的癌或不會成為癌，全在於日常生活中。

　　此外，即使是癌只要早期發現，復原的可能性也大。早期發現日常的自行觀察是非常重要的一環，同時也要接受癌檢診。

確認不罹患癌的大原則

　　大部分的人都害怕罹患癌症，也會想：「我會不會罹患癌症呢？」通常，癌不痛不癢，也沒有任何不快感，不斷地進行直到發病，

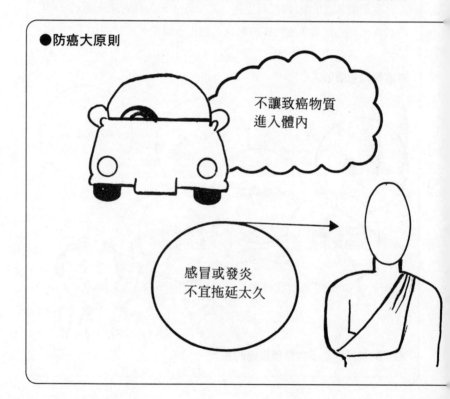

●防癌大原則

不讓致癌物質
進入體內

感冒或發炎
不宜拖延太久

所以要預防癌必須一生都過著規律的生活。問題在於何謂規律的生活？

防癌沒有奇策，一定要有堅強的意志，踏實地實行。只要實行即可。

女性癌年齡從 30 歲開始

以女性為對象，進行乳癌與子宮癌的團體檢診，是從 30 歲開始的。這是因為女性的癌年齡始於 30 歲。乳癌的自行檢診很重要，但是能夠進行客觀診斷的團體檢診也很重要。

利用團體檢診發現早期癌，接受早期治療而復原的人非常多，所以即使罹患癌，只要接受早期治療，很少再發，大都能夠完全治癒，因此，一定要積極地接受檢診。

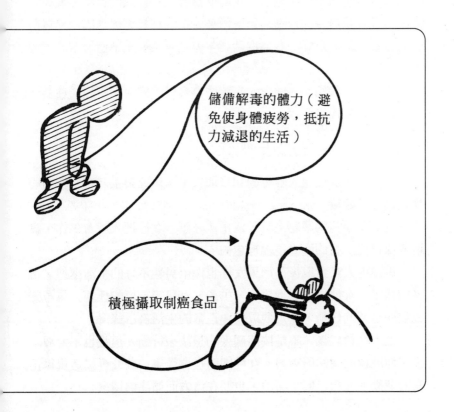

儲備解毒的體力（避免使身體疲勞，抵抗力減退的生活）

積極攝取制癌食品

避免與男性相同的生活習慣

關於惡性新生物的罹患率與死亡率方面，男性比女性更多，起因於男性的生活態度與習慣。當然，也包括「男性的生存意義」在內，然而過著不規律的生活，持續抽煙，大量飲酒的生活型態。即使有幾個身體也不堪負荷，會加速老化與癌的成長。

男性以酒為主的飲食成為嚴重的問題

一邊喝酒一邊和同事聊天，藉此抒發壓力雖很好，但是如果經常這麼做，而且又抽煙，就會造成困擾了。

以飲食生活來看，以酒為主的飲食會吃比較鹹的食物，或是以高脂肪、高蛋白質的食物作為下酒菜。這些都是癌促進因子。以防癌的意義而言，最好是多攝取蔬菜，但是蔬菜似乎不適合當成下酒菜。

煙、大量飲酒、高鹽食、高脂肪食會促進癌症，所以男性當然比女性更容易罹患癌症。

女性踏入社會的腳步加快

近年來，女性進入社會的腳步加快了。以往男主外，女主內的模式已經不適用了。

以男女平等的觀點來看，這是件好事。女性進入社會工作，盡量發揮自己所有的能力是很理想的。

但是進入社會以後，如果女性也採用男性不好的生活型態，可就糟糕了。女性必須負責懷孕、生產、育兒等重要的任務。為了完成這些重要的任務，一定要以規律正常的生活為信條。

進入社會以後，不是按照個人的想法來行動。但是也不要被以往男性社會的想法所束縛。女性團體也會從事一些社會構造規律正常的運動。在自己的生活中，也要在這方面傾注熱情。

煙、酒是癌的原兇

對女性而言，煙酒都不好。尤其為了追求時髦而抽煙、喝酒更糟糕。女性肺癌增加了，肺癌原因最大的一點就是煙。

一天吸煙的根數與肺癌的死亡率成正比。開始吸煙的年齡越年輕，死亡率越高。

乳癌、子宮癌以及其他的癌都受到煙的影響，所以一定要戒煙。抽煙不只是會影響自己的健康，對於吸了二手煙的其他人也會造成影響，所以一定要戒煙。如果持續戒煙5年，危險率與不吸煙的人相同。

酒也要適可而止，尤其要避免喝烈酒。

●具有致癌性的食物

・蕨菜、欸冬、雛菊根、蘇鐵子，去除澀液就能降低致癌性。
・把亞硝酸鹽當成發色劑使用的火腿、培根、香腸中，檢出亞硝基胺致癌物質。烤魷魚也會形成致癌物。
・烤魚或肉時，烤焦的物質，但是量只有一點點。
・食品添加物……糖精等人工甘味料，防止鱈魚子等變色的亞硝酸鈉。麵包中所使用的臭酸鉀等。雖然添加物的規定非常嚴格，但是安全性等還是問題。
・花生或玉米發霉的部分，會形成強力致癌物質黃麴毒素，如果發現了，要整包丟掉。

此外，蔬菜具有消除致癌物質作用的功能。

防癌的正確飲食方法

乳癌、子宮體癌、卵巢癌都是高脂肪、高蛋白質的歐美型飲食，促進致癌，而包括黃綠色蔬菜在內，多吃蔬菜是比較好的作法。

要防癌應該要如何攝取每天的飲食呢？在此試探討食物的整體像。

美味健康的飲食

原本飲食就是為了預防疾病或得到健康而吃的。人類不吃東西就無法生存，所以會努力地吃有限的食品。以前只有一部分的人才會發生熱量攝取過多或脂肪攝取過多的問題。

好的飲食應該是創造健康的根源，而非疾病對策。擁有滿足的飲食，結果就能維持並增進健康，同時也能預防疾病，食物吃起來很美味。而且用餐的心情愉快，是基本條件。吃得美味，吃得快樂，自然就能攝取到必要的營養素，這是最理想的吃法。

關於 15 項飲食生活的檢查

但是在食品充斥的現代，採用這種飲食法有時會吃得太多或導致熱量攝取過剩。甚麼東西應該要吃多少較好？要以科學的正確知識為基礎來考慮飲食的問題，這一點很重要。

檢查方法就是關於 15 項飲食生活的問題，請以「是」、「否」來作答。如果「是」為 11 項以上，就可以安心了。但是如果「否」為 5～9 項，則必須重新評估飲食生活，若為 10 項以上就要改善飲食生活。

到底要以何種基準來重新評估飲食生活或改善飲食生活呢？請參考後頁飲食的實際作法。此外，要創造一個不輸給疾病的健康身體，同時積極防癌，也可以參考附帶彩色圖片的菜單例。

●正確飲食學的檢查

你目前的飲食生活是正確或錯誤的呢？

如果「是」越多就越正確，「否」越多則罹患癌症的危險度也越高。

	是	否
Q1.加工食品1天不吃3項以上。		
Q2.一定會吃早餐。		
Q3.充分咀嚼再吞嚥。		
Q4.晚上過了10點鐘以後，不吃東西。		
Q5.注意只吃「八分飽」。		
Q6.味噌湯或茶泡飯都是在不會很燙的時候吃。		
Q7.不會吃脂肪較多的肉。		
Q8.每餐都吃蔬菜料理。		
Q9.一天吃一盤以上黃綠色蔬菜。		
Q10.不會吃太多醃漬的鹹菜。		
Q11.1天喝1瓶牛乳。		
Q12.1天吃2個水果。		
Q13.1天喝2碗湯。		
Q14.不吃蕨菜、欵冬等。		
Q15.外食1天只限於1次。		

防癌 12 守則

不罹患癌症

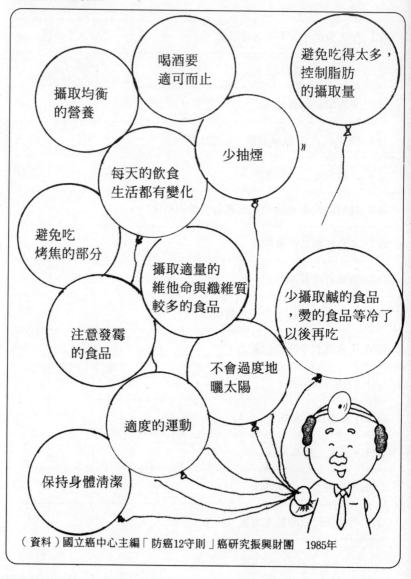

攝取均衡的營養

喝酒要適可而止

避免吃得太多，控制脂肪的攝取量

少抽煙

每天的飲食生活都有變化

避免吃烤焦的部分

攝取適量的維他命與纖維質較多的食品

少攝取鹹的食品，燙的食品等冷了以後再吃

注意發霉的食品

不會過度地曬太陽

適度的運動

保持身體清潔

（資料）國立癌中心主編「防癌12守則」癌研究振興財團　1985年

飲 食 實 踐 篇

　　防癌飲食的基本就是不要偏食特定的食品，要由各種食品取得均衡的營養素，因此，非常重要的是四群點數法飲食。這飲食法能夠當成健康食，不僅對自己好，同時也能維持家人的健康。

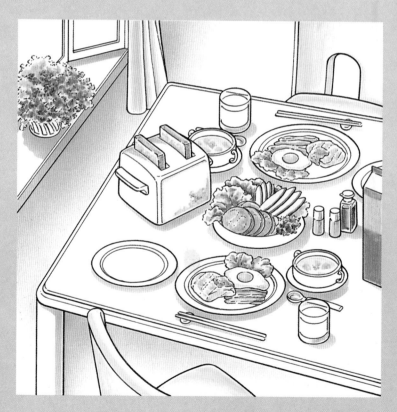

適量攝取健康所需要的營養素

一天所需要的營養是多少

我們每天要過著健康的生活，蛋白質、脂肪、醣類，以及維他命、礦物質、纖維等營養素是不可或缺的。這些營養素只要分為熱量源（脂肪、醣類、蛋白質），以及其他使生命活動順暢的保全素（維他命、礦物質、纖維）。

哪種營養素要攝取多少比較好呢？日本厚生省發表了「日本人營養所需量」數值，是依年齡別、性別、生活活動強度別表示一天所需的營養素種類和量。但是一天所需的營養具有個人差異，這數值只能當成大致的標準。營養所需量只是一個參考標準而已。

保全素是非常重要的營養素，對健康而言，首先有問題的就是蛋白質（Ｐ）、脂肪（Ｆ）、醣類（Ｃ）的攝取量。對於總攝取熱量而言。這三大營養素中攝取的熱量比率（ＰＦＣ比）非常重要。

ＰＦＣ的適當比率Ｐ＝15％、Ｆ＝20～25％、Ｃ＝60％。歐美諸國Ｃ的比率較低，Ｆ的比率較高。這是因為肉類攝取過量，穀物與蔬菜攝取不足所造成的。歐美各國心臟病和癌較多的原因就在於此，而國內的飲食又如何呢？ＰＦＣ比較為恰當。只要持續這種狀態，就能夠防癌。

表是由「國人營養所需量」挑出，為各位整理敍述關於女性的熱量、蛋白質與脂肪的數值。

以食品來探討營養

已經了解一天所需的營養素標準為多少以後，接下來的問題就是要攝取多少比較好。

要記住自己所吃的食品到底含有多少營養素，當然很困難，而且如果要檢查所吃的食品量，進行營養計算也是非常麻煩的作業。

我們每一天都要飲食，所以一定要避免麻煩的營養計算，盡可能採用簡單，能適量攝取必要營養素的作法。而且我們藉著攝取食品而確保必要的營養素，所以在乎的不是營養素的種類或量，而是要了解哪種食品要多少？就像為各位說明的「四群點數法」，這種飲食方法就可以解決這個問題。

成年女性的營養所需量

<table>
<thead>
<tr><th></th><th>年 齡
（歲）</th><th>熱 量
（kcal）</th><th>蛋白質
（g）</th><th>脂 肪
（g）</th><th>醣 類
（g）</th></tr>
</thead>
<tbody>
<tr><td rowspan="9">生活活動強度Ⅰ・輕微</td><td>20～29</td><td>1800</td><td>60</td><td>40</td><td>300</td></tr>
<tr><td>30～39</td><td>1750</td><td>60</td><td>39</td><td>290</td></tr>
<tr><td>40～49</td><td>1700</td><td>60</td><td>38</td><td>280</td></tr>
<tr><td>50～59</td><td>1650</td><td>60</td><td>37</td><td>270</td></tr>
<tr><td>60～64</td><td>1550</td><td>60</td><td>34</td><td>250</td></tr>
<tr><td>65～69</td><td>1500</td><td>60</td><td>33</td><td>240</td></tr>
<tr><td>70～74</td><td>1450</td><td>55</td><td>32</td><td>235</td></tr>
<tr><td>75～79</td><td>1400</td><td>55</td><td>31</td><td>225</td></tr>
<tr><td>80～</td><td>1250</td><td>55</td><td>28</td><td>195</td></tr>
<tr><td rowspan="9">生活活動強度Ⅱ・中度</td><td>20～29</td><td>2000</td><td>60</td><td>44</td><td>340</td></tr>
<tr><td>30～39</td><td>2000</td><td>60</td><td>44</td><td>340</td></tr>
<tr><td>40～49</td><td>1950</td><td>60</td><td>43</td><td>330</td></tr>
<tr><td>50～59</td><td>1850</td><td>60</td><td>41</td><td>310</td></tr>
<tr><td>60～64</td><td>1750</td><td>60</td><td>39</td><td>290</td></tr>
<tr><td>65～69</td><td>1700</td><td>60</td><td>38</td><td>280</td></tr>
<tr><td>70～74</td><td>1600</td><td>55</td><td>36</td><td>265</td></tr>
<tr><td>75～79</td><td>1550</td><td>55</td><td>34</td><td>255</td></tr>
<tr><td>80～</td><td>1400</td><td>55</td><td>31</td><td>225</td></tr>
</tbody>
</table>

＊「日本人營養所需量」為基礎計算出來。
＊脂肪的熱量比率以20％來計算。
＊熱量換算數為1g，蛋白質4大卡，脂肪9大卡，醣類4大卡。

由四種食品群中挑選食品

由四種食品群中挑選食品

通常我們所吃的食品數量很多，這些食品以營養的特徵來分類，大致分為四群（食品群），各自稱第一群、第二群、第三群、第四群。

四群點數法的重點之一，就是這食品群的想法，即問題不在食品的營養價，而在於從第一群至第四群的各食品群選出食品，搭配組合來吃，就能夠攝取到營養均衡的飲食。

記住食品群的特徵

各食品群的營養特徵如下：

♠第一群——乳、乳製品／蛋

屬於這食品群的食品是牛乳、乳製品（酸乳酪、乳酪等）、蛋（雞蛋、鵪鶉蛋、加工品等）。

這食品群的食品以牛乳、蛋為代表，含有良質蛋白質。此外，還含有豐富的維他命、礦物質，也是國人缺乏的鐵質與鈣質的重要供給源。

♥第二群——魚貝、肉類／豆、豆製品

第二群含有良質蛋白質，以及製造身體、肌肉、血液的食品群。以食物而言，就是「主菜」食品。

蛋白質是動物性食品，一般人都認為是肉類。魚也含有蛋白質，其脂肪含有很多多價不飽和脂肪酸，所以要積極地攝取。

豆類中的大豆除了蛋白質以外，還含有維他命B_1與鈣質。脂肪量較少，而且是植物性脂肪，所以是值得建議的食品。

♣第三群——蔬菜／芋類／水果

第三群是當成「副菜」或「甜點」而使用的食品群，含有維他

命Ａ、Ｂ、Ｃ、鉀、鐵，以及食物纖維。這些營養素能夠調整身體的規律，強化皮膚和血管，同時能夠有效地預防癌和成人病。

蔬菜 100 公克中，胡蘿蔔素的量為 600 μg 以上者，稱為黃綠色蔬菜。以下者稱為淡色蔬菜。要防癌就要攝取胡蘿蔔素與食物纖維等黃綠色蔬菜。

芋類的醣類很多，因此一般人會誤以為芋類是穀物。但是芋類含有豐富的維他命Ｃ，而且難溶於水，即使加熱也不會減少，含有豐富的鉀和食物纖維，所以是類似蔬菜的食品。

水果含有豐富的維他命Ｃ，但是問題在於醣類。水果中含有很多的醣類，而且是容易吸收的果糖和葡萄糖，吃得過多容易形成脂肪，必須要注意。

此外，海藻和蕈類也包含在這食品群中，二者都不是熱量源，但是卻是食物纖維較多的食品。

◆第四群——穀物／砂糖／油脂／其他

是當成熱量源的食品群，主體為飯、麵包、麵類等穀物，稱為主食。與其說砂糖是食品，不如把它當成調味料。但是在烹調時，要維持最低限度的使用量。

油脂能提高脂溶性維他命，尤其是胡蘿蔔素的吸收，因此利用油脂可以攝取到以維他命Ａ為主的黃綠色蔬菜中的胡蘿蔔素，所以是必要的食品。此外，停留在胃中的時間較長，即使少量攝取就能得到滿腹感。但是如果要預防肥胖或防癌，就不可以攝取太多。

第四群還包括了種子類，酒類、清涼飲料、點心等嗜好品。除了確保必要食品的攝取量以外，可能會導致熱量攝取過剩，所以要適可而止。

四種食品及其營養特徵

♠第1群—乳、乳製品、蛋

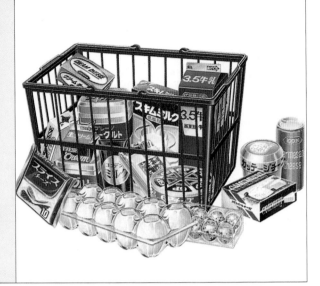

是營養完善的重要食品群。包括良質蛋白質在內，還含有國人容易缺乏的鈣質、維他命B₂，應該優先攝取的食品，尤其在發育、成長期，要養成在日常生活中經常吃的習慣，適量攝取以求得飲食的均衡。

♥第2群—魚貝、肉類、豆、豆製品

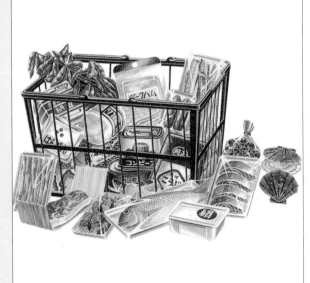

創造身體、肌肉、血液等的食品群，主要是良質蛋白質源。此外，還有脂質、維他命A、B₁、B₂、鈣質。魚貝類和肉類可以每一點的蛋白質量，分為A、B、C三群。在主菜中，可以使用這些材料作成料理。

♣第3群─蔬菜、芋類、水果

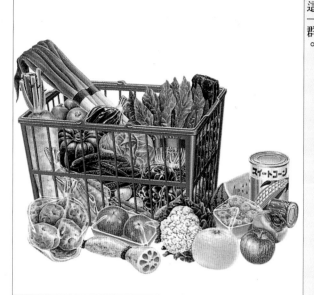

使身體的作用順暢進行的食品群，含有維他命A、B₁、B₂、C、礦物質、纖維。蔬菜一〇〇g中所含的胡蘿蔔素量越多的，稱黃綠色蔬菜，而其他的則稱為淡色蔬菜。蔬菜和芋類主要是副菜的材料，三餐中的副菜料理每餐都要吃一道。水果則以甜點或點心的方式來攝取。海藻類和蕈類無熱量，在分類上則屬於這一群。

◆第4群─穀物、砂糖、油脂及其他

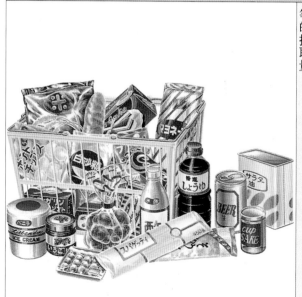

成為力量和體溫的熱量源食品群。含有醣類、脂質、蛋白質，像飯、麵包、麵等為主食，要優先攝取，但是使用砂糖和油脂烹調時，必須要適可而止。其他還包括點心、種子、酒精飲料、碳酸飲料等。如果在減肥時，吃得過多會成為肥胖的原因，必須注意。如果想要減少攝取的熱量，要先控制這些點心、酒精飲料、等的攝取量。

食品量是以熱量點數來表示

熱量點數一點為 80 大卡

在食品的選擇方面，各食品群的食品要攝取多少比較好呢？這也是一大問題。

四群點數法是以 80 大卡為一點，以熱量點數來考量的方法。通常食品的熱量是以每 100 公克來表示，四群點數則是以 80 大卡為單位的基本。

80 大卡的熱量以各食品而言，到底有多少分量呢？我們來探討一下。例如：一個蛋連殼為 60 公克左右，蛋去殼以後，大約只有 50 公克——正好是 80 大卡，相當於一點。此外，中型馬鈴薯一個為 80 大卡、瘦肉 50～60 公克為一點、豆腐 1／3 塊、一小塊魚、一根香蕉為 80 大卡。換言之，以普通飲食而言，一次使用的食品相當於 80 大卡，因此與其考慮食品 100 公克中所含的熱量，還不如以熱量點數來計算，比較實際。記住食品的概量以後，最初可以用秤來計算。經常吃的食品並不多，多練習幾次就會了。

飲食的基本在於一天 20 點

四群點數法要先確保保全素，然後再補充適合個人的熱量。

四群點數以一天 20 點（1600 大卡）為基本。如果像主婦等一天生活活動強度較輕的成年女性比較適合，如果是 20 餘歲的成年女性，要充分確保營養所需量所顯示的營養素中，熱量以外的營養素。

20 點的攝取方法如下：先從第一群至第三群的食品群中各挑選出 3 點，總計 9 點分的食品。挑選的方式要考慮個人的嗜好、季節性、食物費用，以及當時的體調等等，不要偏重於特定的食品，從三項食品群中選擇 15～20 項食品，巧妙地把這些食品分配當成

早餐、午餐、晚餐的主菜、副菜、湯或甜點等，便能確保一天所需的蛋白質、維他命、礦物質。

只靠第一群到第三群的 9 點，無法攝取到一天所需要的熱量。因此要利用第四群的食品來補給熱量。

第四群為 11 點。11 點中，穀物為 8 點，油脂為 2 點，砂糖為 1 點。攝取太多砂糖或吃點心，就必須要減少穀物的攝取量。穀物不只當成熱量源，還含有蛋白質和維他命，因此，最好和砂糖及其他嗜好品作一區分。

20 點食品組合例如圖表所示。

「四群點數法」選擇食品實例（基本 20 點的情形）

♠第 1 群

乳、乳製品 2 點、蛋 1 點

人工乾酪
（0.5點）12g

牛乳
（1.5點）200g

蛋 1 個
（1.0點）50g

♥第 2 群

魚貝 1 點、肉 1 點、豆・豆製品 1 點

豬肉與雞肉
（1.0點）60g

絹濾豆腐
（1.0點）140g

正鰹
（1.0點）65g

♣第 3 群

蔬菜 1 點、芋 1 點、水果 1 點

胡蘿蔔
（0.2點）50g

牛蒡
（0.2點）20g

菠菜
（0.2點）70g

馬鈴薯
（1.0點）100g

番茄
（0.2點）100g

葡萄柚
（1.0點）230g

高麗菜
（0.2點）70g

◆第 4 群

穀物 8 點、砂糖 1 點、油脂 2 點

飯
（6.0點）330g

砂糖
（1.0點）21g

麵包
（2.0點）60g

植物油
（2.0點）18g

發現適合自己的熱量點數

以體重的增減為標準

　　四群點數法是採用適合自己的熱量的飲食法。熱量因人而異，各有不同。基本的 20 點，有的人覺得太多，有的人覺得太少，這些人可以決定自己適合的熱量點數。

　　適合自己的熱量點數要以體重為一個指標來決定，要參考體重變動的情形。

　　具體而言，不需要減輕體重的人從一天 20 點開始，持續一陣子 20 點的飲食。如果體重沒有變化，可以持續下去。如果體重減輕，則要攝取比 20 點更多的飲食，其次是需要減輕體重的人，也從 20 點開始。如果只靠 20 點就能夠減輕體重，就可以持續下去。如果體重沒有變化或反而增加，則表示 20 點太多了，可以觀察體重的變化來酌量減少。

熱量點數的調節要以第四群來進行

　　熱量點數的增減，首先要確保第一群至第三群為止各 3 點，共計 9 點的食品。因為這 9 點是每個人不可或缺的點數，所以要利用第四群的穀物進行增減。

　　以營養所需量為基本的年齡別、生活活動強度別的女性熱量點數如表所示，要決定適合自己的熱量點數時，從 20 點開始，也要參考這表。

防癌飲食取決於四群點數法

　　四群點數法的特徵如下：

①能控制脂肪攝取過量

　　熱量點數的分配是以營養所需量為標準，所以脂肪不會攝取過量。此外，油脂的點數已經決定好，所以烹調時也能防止油脂攝取

過量。

②能夠攝取到黃綠色蔬菜

蔬菜一天要取 300 公克，其中黃綠色蔬菜攝取 100 公克，利用黃綠色蔬菜確保胡蘿蔔素的量。此外，從淡色蔬菜中，也能夠充分攝取到維他命C和食物纖維。

③攝取各種食品

按照營養的特徵而分類的四種食品群中選出的食品，很自然地就能增加食品數。

這些都是防癌飲食重點，所以四群點數法是防癌的珍貴飲食法。

● **4 種食品年齡別、生活活動強度別食品熱量構成**（女性的情形）

	年齡(歲)	第1群		第2群		第3群			第4群			合計點(點)
		乳、乳製品	蛋	魚貝、肉	豆、豆製品	蔬菜	芋類	水果	穀物	砂糖	油脂	
生活活動強度 I（輕度）	20~29	2.0	1.0	2.0	1.0	1.0	1.0	1.0	8.0	1.0	2.0	20.0
	30~39	2.0	1.0	2.0	1.0	1.0	1.0	1.0	8.0	1.0	2.0	20.0
	40~49	2.0	1.0	2.0	1.0	1.0	1.0	1.0	7.0	1.0	2.0	19.0
	50~59	2.0	1.0	2.0	1.0	1.0	1.0	1.0	7.0	1.0	1.5	18.5
	60~64	2.0	1.0	2.0	1.0	1.0	1.0	1.0	6.0	1.0	1.0	17.0
	65~69	2.0	1.0	2.0	1.0	1.0	1.0	1.0	6.0	1.0	1.0	17.0
	70~74	2.0	1.0	2.0	1.0	1.0	1.0	1.0	5.0	0.7	1.0	15.7
	75~79	2.0	1.0	2.0	1.0	1.0	1.0	1.0	5.0	0.7	1.0	15.0
	80~	2.0	1.0	2.0	1.0	1.0	1.0	1.0	3.0	0.7	1.0	13.7
生活活動強度 II（中度）	20~29	2.0	1.0	2.0	1.0	1.0	1.0	1.0	9.0	1.0	2.5	21.5
	30~39	2.0	1.0	2.0	1.0	1.0	1.0	1.0	9.0	1.0	2.5	21.5
	40~49	2.0	1.0	2.0	1.0	1.0	1.0	1.0	9.0	1.0	2.5	21.5
	50~59	2.0	1.0	2.0	1.0	1.0	1.0	1.0	9.0	1.0	2.0	21.0
	60~64	2.0	1.0	2.0	1.0	1.0	1.0	1.0	7.0	1.0	2.0	19.0
	65~69	2.0	1.0	2.0	1.0	1.0	1.0	1.0	7.0	1.0	2.0	19.0
	70~74	2.0	1.0	2.0	1.0	1.0	1.0	1.0	6.0	1.0	1.0	17.0
	75~79	2.0	1.0	2.0	1.0	1.0	1.0	1.0	6.0	1.0	1.0	17.0
	80~	2.0	1.0	2.0	1.0	1.0	1.0	1.0	5.0	0.7	1.0	15.7

早餐的醋漬胡蘿蔔可以在前一天作好，在忙碌的早晨中，使用起來很方便。事先作好一項經常保存的菜，非常好用。含有豐富的食物纖維的蘿蔔乾，再加上馬鈴薯沙拉，非常地適合。

胚芽精米含有豐富的食物纖維，同時含有精白米所沒有的維他命E。

鬆軟白乾酪

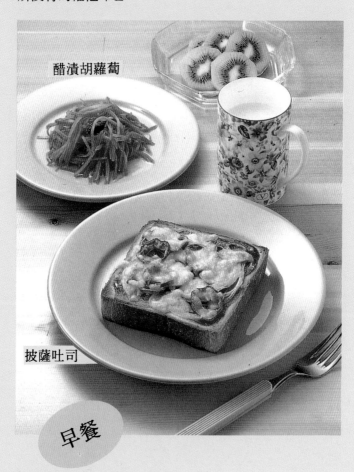

醋漬胡蘿蔔

披薩吐司

早餐

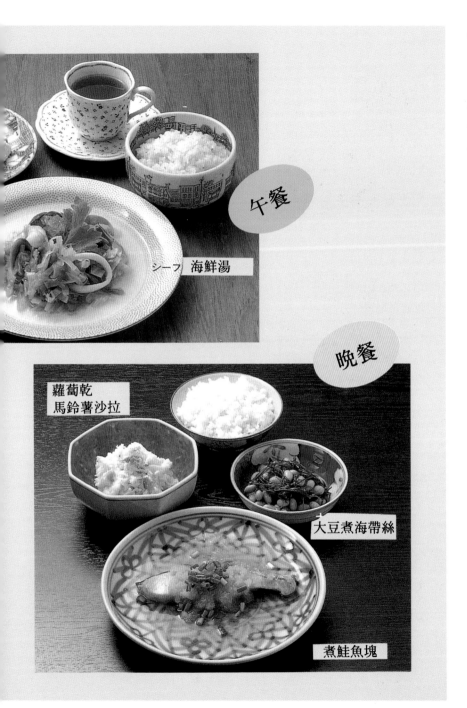

午餐

シーフ 海鮮湯

晚餐

蘿蔔乾
馬鈴薯沙拉

大豆煮海帶絲

煮鮭魚塊

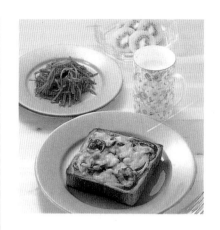

洋蔥 ……………………………20g
青椒、紅椒 ………各1個（20g）
披薩醬 ………………………1大匙強
披薩用乳酪…………………40公克
指天椒…………………………少量
◆醋漬胡蘿蔔
胡蘿蔔…………………1小條（120g）
鹽 ……………………………1迷你匙
葡萄乾…………………………20g
醋 ……………………………1⅓大匙

早　餐

◆披薩吐司
①洋蔥切成薄圓片，青椒、紅椒去籽，切成圓片。火腿切成1 cm 正方形。
②吐司麵包塗上披薩醬，舖上火腿、洋蔥、青椒、紅椒，再舖上乳酪。
③放入事先加熱的烤箱中，烤五分鐘。按照個人的喜好，可撒上指天椒。

◆醋漬胡蘿蔔
①胡蘿蔔斜切成薄片以後再切絲，撒上鹽擱置一會兒，軟了以後略微擠乾水分。
②胡蘿蔔加入醋，混合葡萄乾，葡萄乾軟了以後盛盤。
★放在冰箱中可保存4～5天。
◆奇異果 100g（一人份）
◆牛乳　200cc（一人份）

◆披薩吐司
吐司麵包……………2片（厚片）
火腿 …………………2片（20g）

午　餐

◆海鮮湯
①蛤仔放入鹽水中吐沙。
②高麗菜切成粗絲，洋蔥切成薄片，西洋芹去筋，斜切成薄片。
③蝦留下尾巴，剝殼，去除泥腸。墨魚剝皮，切成 1cm 寬度的圓片。
④在鍋中放入肉湯與②，煮沸以後關小火，直到蔬菜煮軟為止。
⑤在④中放入蛤仔、蝦、墨魚，加入白酒，蓋上蓋子燜一下。
⑥魚貝類熟了以後，撒上鹽、胡椒調味，盛盤，添上西洋芹葉。
★也可以用冷凍的什錦海鮮代替魚貝類。

◆鬆軟白乾酪水果沙拉
①蘋果充分洗淨，連皮切成3 mm 厚度的一口大小，泡在鹽水中。橘子剝皮，切成一口大小。鳳梨瀝乾汁液，切成6～8等分。
②①的水果和鬆軟白乾酪涼拌盛盤，添上薄荷葉。

◆胚芽飯　165g（一人份）

◆紅茶

◆**海鮮湯**
大正蝦、蛤仔（連殼）、墨魚
‥‥‥‥‥‥‥‥‥‥各30g
高麗菜‥‥‥‥‥‥大2片（200g）
洋蔥‥‥‥‥‥‥小¼個（40g）
西洋芹‥‥‥‥‥‥‥‥‥20g
肉湯‥‥‥‥‥‥‥‥‥‥1杯
白酒‥‥‥‥‥‥‥‥‥2大匙
鹽、胡椒‥‥‥‥‥‥各少量
◆**鬆軟白乾酪水果沙拉**
蘋果‥‥‥‥‥‥小½個（80g）
橘子‥‥‥‥‥‥‥⅓個（60g）
鳳梨（罐頭）‥‥‥2片（60g）
鬆軟白乾酪‥‥‥‥‥‥100g
薄荷葉‥‥‥‥‥‥‥‥少量

晚　餐

◆**煮鮭魚塊**
①鮭魚淋上酒、薑汁，擱置10分鐘，放在鐵絲網上烤。
②蘿蔔擦碎，放在簍子裡，瀝乾水分。
③在鍋中放入高湯、醬油、米酒、煮沸以後，放入①的鮭魚來煮。
④③加上蘿蔔泥，煮沸以後盛盤，切成一口大小，撒上萬能蔥。
◆**蘿蔔乾馬鈴薯沙拉**
①蘿蔔乾泡水還原，擰乾水分，切成3cm的長度。
②馬鈴薯煮軟以後剝皮，趁熱搗碎。
③胡蘿蔔切成薄薄的一口大小，略煮，洋蔥切成碎屑，浸泡在水中一會兒，撈起瀝乾水分。泡菜切碎。

④在大碗中放入①～③，用蛋黃醬涼拌，撒上鹽、胡椒調味，盛盤撒上辣椒粉。
◆**大豆煮海帶絲**
①海帶絲用水浸泡還原，切成3cm的長度。
②在鍋中加入高湯、海帶絲，煮到海帶絲軟了以後，再加入大豆、醬油、米酒，煮到入味為止。
◆**胚芽飯　165g（一人份）**

◆**煮鮭魚塊**
⎧鮭魚‥‥‥‥‥‥‥‥2塊
⎨酒‥‥‥‥‥‥‥‥2小匙
⎩薑汁‥‥‥‥‥‥‥‥少量
蘿蔔‥‥‥‥‥‥‥‥100g
高湯‥‥‥‥‥‥‥‥½杯
醬油、米酒‥‥‥‥各2小匙
萬能蔥‥‥‥‥‥‥‥少量
◆**蘿蔔乾馬鈴薯沙拉**
蘿蔔乾（乾燥）‥‥‥‥10g
馬鈴薯‥‥‥‥2個（200g）
胡蘿蔔‥‥‥‥‥‥‥‥20g
洋蔥‥‥‥‥‥‥‥‥10g
小黃瓜‥‥‥‥‥‥‥1條
蛋黃醬‥‥‥‥‥‥‥2大匙
鹽‥‥‥‥‥‥‥1迷你匙
胡椒粉‥‥‥‥‥‥‥少量
辣椒粉‥‥‥‥‥‥‥少量
◆**大豆煮海帶絲**
海帶絲（乾燥）‥‥‥‥4g
煮大豆‥‥‥‥‥‥‥80g
高湯‥‥‥‥‥‥‥‥1杯
醬油、米酒‥‥‥‥各½大匙

	♠	♥	♣	♦	合計
早餐	2.5	0.3	1.4	3.1	7.3
午餐	0.7	0.4	1.1	3.8	6.0
晚餐	0.0	2.3	1.4	4.7	8.4
點心					
計	3.2	3.0	3.9	11.6	21.7

擔心脂肪攝取過多的人，早餐的菜要選擇低脂肪牛乳。晚餐的醃花菜可以先做好 8～10 人份保存起來。以便於取用。

如果在煮物中能夠巧妙地加入一點高湯，就能減少鹽分的使用量。可以用計量匙先量好以後，再加入調味料，以免調味料放得太多。

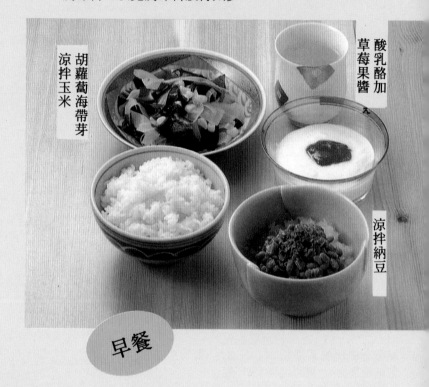

胡蘿蔔海帶芽
涼拌玉米

酸乳酪加草莓果醬

涼拌納豆

早餐

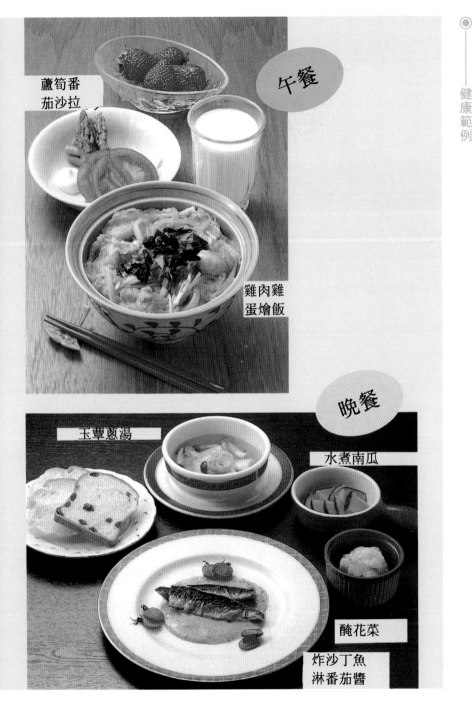

蘆筍番
茄沙拉

午餐

雞肉雞
蛋燴飯

晚餐

玉蕈蔥湯

水煮南瓜

醃花菜

炸沙丁魚
淋番茄醬

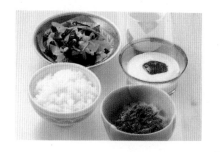

玉米（罐頭）······40g
醋······1小匙
鹽······1迷你匙
薑汁······少量
◆酸乳酪加草莓醬
酸乳酪······100g
草莓醬······20g

早　餐

◆涼拌納豆
①蘿蔔擦碎，放在簍子裡瀝乾水分。
②在器皿中放①的蘿蔔與納豆，撒上海苔，淋上薑汁即可。

◆胡蘿蔔海帶芽涼拌玉米
①胡蘿蔔削皮，再用削皮器削成薄片，放在水中浸泡一下，再放在簍子裡瀝乾，吃起來比較清脆。
②海帶芽切成一口大小，先用滾水燙過。
③在大碗中放入①、②，以及瀝乾水分的玉米，加上醋、鹽、薑汁涼拌。

◆酸乳酪加草莓醬
酸乳酪盛盤，添上草莓醬。

◆胚芽飯　165g（一人份）

◆茶

◆涼拌納豆
納豆······2包（100g）
蘿蔔······100g
醬油······2小匙
海苔······少量
◆胡蘿蔔海帶芽拌玉米
胡蘿蔔······½（60g）
海帶芽（浸泡還原）······40g

午　餐

◆雞肉雞蛋燴飯
①雞肉做成一口大小，撒上酒。
②洋蔥切成薄片。
③在淺鍋中煮高湯，加上米酒和醬油，放入雞肉和洋蔥一起煮。
④雞肉煮熟以後，倒入攪拌均勻的蛋汁，蓋上蓋子，直到呈半熟狀，撒上鴨兒芹。
⑤在盛好飯的大碗中放上④，撒上揉海苔。

◆蘆筍番茄沙拉
①綠蘆筍切掉根部較硬的部分，去除葉鞘，用滾水煮過以後，擱置一旁使其冷卻，切成5cm的長度，番茄去蒂，切成薄片。
②盛盤，添上蛋黃醬。

◆草莓　100g（1人份）

◆低脂牛乳　200g（1人份）

◆雞肉雞蛋燴飯
雞腿肉······80g
酒······2小匙
洋蔥······大½個（100g）
蛋······2個
高湯······½杯
米酒······1⅓大匙

醬油 ……………………2大匙
切碎的鴨兒芹 ……………20g
飯 ………………………400g
揉海苔 …………………少量
◆蘆筍番茄沙拉
綠蘆筍 …………………120g
番茄 ………………½個（80g）
蛋黃醬 …………………1大匙

晚　餐

◆**炸沙丁魚淋番茄醬**
①沙丁魚切成 3 片，撒上鹽、胡
　椒、白酒，擱置 5～10 分鐘。
②瀝乾①的水氣，沾麵粉以後，
　放入 180 度的油中炸。
③番茄醬的材料一起放入器皿中
　，再放上沙丁魚，用切成薄片
　的番茄來裝飾。
◆**水煮南瓜**
①南瓜連皮切成 5mm 的厚度。
②在鍋中放入南瓜、奶油、砂糖
　，再加入水直至完全浸泡南瓜
　為止。煮至南瓜熟透，但是不
　能夠煮爛。
◆**醃花菜**
①花菜加入少量的醋（分量以外）
　，用滾水煮至堅硬為止。
②在鍋中放入 a，煮沸以後使其
　冷卻。
③花菜沾②，連皮切成一口大小
　，加上檸檬，醃漬 20 分鐘或
　一整晚，直至入味為止。
◆**玉蕈蔥湯**
①蔥白部分切成 2cm 長度，綠
　色的部分切成一口大小。
　玉蕈去蒂，分成小株。

②把肉湯倒入鍋中，和蔥一起煮
　沸以後關小火，加入白酒再煮。
③煮至蔥軟以後，加入玉蕈，撒
　上鹽和胡椒調味。
④盛盤，撒上蔥。
◆**麵包（葡萄麵包 30g、法國麵
　包 30g）（1 人份）**

◆**炸沙丁魚淋番茄醬**
　┌沙丁魚……………2尾（120g）
　│鹽、胡椒……………各少量
　└白酒…………………2小匙
麵粉、炸油……………各適量
番茄醬
　┌番茄醬、辣醬油 ……各2小匙
　│純酸乳酪………………2大匙
　└砂糖……………………⅔小匙
小番茄 ……………………1個
◆**水煮南瓜**
南瓜………………………160g
奶油………………………½小匙
砂糖………………………1⅓大匙
◆**醃花菜**
花菜………………………60g
　┌醋…………………………2小匙
a│水、鹽、胡椒 ………各少量
檸檬………………………少量
◆**玉蕈蔥湯**
蔥…………………1根（80g）
玉蕈………………½包（40g）
肉湯………………………1½杯
白酒………………………1⅓大匙
鹽、胡椒…………………各少量

	♠	♥	♣	♦	合計
早餐	0.8	1.3	0.5	3.7	6.3
午餐	2.3	1.1	0.9	4.8	9.1
晚餐	0.1	1.6	1.0	3.3	6.0
點心					
計	3.2	4.0	2.4	11.8	21.4

一次不能吃很多的食物時，要攝取點心或增加用餐的次數。即使是不喜歡喝牛乳的人，利用牛乳作成牛奶凍，當成點心卻很容易攝取。

蔬菜不只是可以生吃，也可以夾在漢堡中來吃，就可以攝取大量的蔬菜。

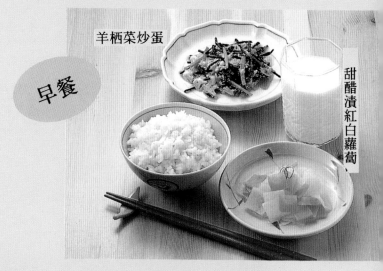

羊栖菜炒蛋

早餐

甜醋漬紅白蘿蔔

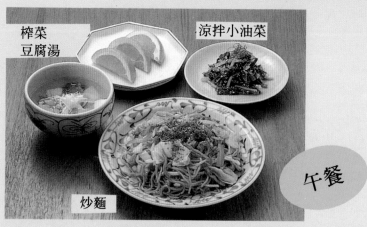

榨菜豆腐湯

涼拌小油菜

炒麵

午餐

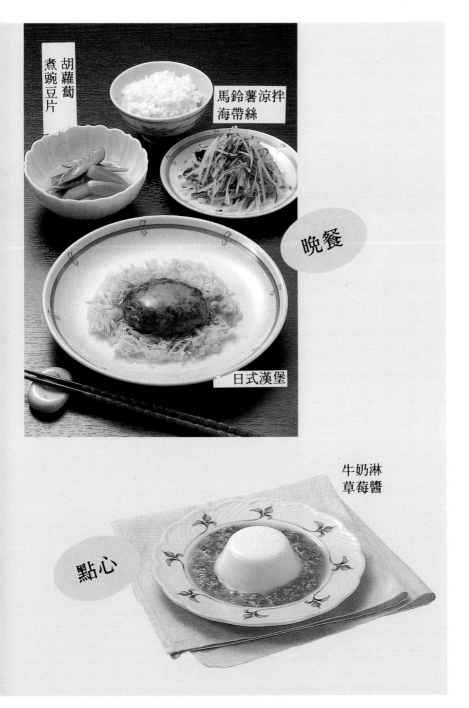

胡蘿蔔
煮豌豆片

馬鈴薯涼拌
海帶絲

晚餐

日式漢堡

牛奶淋
草莓醬

點心

早　餐

◆**羊栖菜炒蛋**
①羊栖菜用水略煮還原，胡蘿蔔切絲。
②在鍋中放入高湯和①煮滾以後，用砂糖和醬油調味，打入蛋花，直至呈半熟狀。

◆**甜醋漬紅白蘿蔔**
①紅蘿蔔切成 2cm 正方形，撒上少許鹽（分量以外）。
②混合甜醋的材料，涼拌①，盛盤添上紅辣椒。

◆**胚芽飯　165g（1人份）**
◆**牛乳　200cc（1人份）**

```
◆羊栖菜炒蛋
羊栖菜（乾燥）…………………10g
胡蘿蔔 …………小½根（40g）
高湯………………………………½杯
砂糖………………………………2小匙
醬油………………………………½大匙
雞蛋………………………………2個
◆甜醋漬紅白蘿蔔
白蘿蔔……………………………60g
胡蘿蔔 ……………小½（40g）
甜醋
 ┌醋 …………………………1⅓大匙
 │砂糖………………………⅔小匙
 └鹽…………………………少量
切成 1 小口大小的紅辣椒…少量
```

午　餐

◆**炒麵**
①胡蘿蔔、高麗菜切成短條狀，豬肉切成 1cm 寬，豆芽菜去芽與根。
②在煎鍋中倒入半量的油加熱以後，必須放入豬肉、胡蘿蔔、高麗菜、豆芽菜來炒。
③在②中倒入剩下的油，加入麵拌炒，加入水，再蓋上蓋子燜一下。

④放入中濃調味醬、醋、胡椒，等到味道溶和之後盛盤，撒上海苔。

◆**涼拌小油菜**
①小油菜汆燙以後，切成 3cm 的長度。
②用研鉢研碎芝麻，加上蔥、醬油、醋、砂糖來調拌。
③用②涼拌①，盛盤，撒上辣椒絲。

◆**榨菜豆腐湯**
①豆腐分為 8 等分，榨菜切成薄片，蔥切絲。
②水煮沸以後，放入榨菜，煮 2 ～3 分鐘，直到味道溶出為止，加入豆腐略煮。
③盛盤，淋點醋，舖上蔥絲。

◆**橘子　100g（1人份）**

```
◆炒麵
蒸過的中華麵 …………………2包
薄片豬肉 ………………………60g
豆芽菜 ……………¼包（60g）
高麗菜 …………中1片（60g）
胡蘿蔔 …………………………10g
油 …………………………1⅓大匙
水 …………………………………¼杯
中濃調味醬 …………………2大匙強
醋 …………………………………2小匙
胡椒………………………………少量
海苔………………………………少量
◆涼拌小油菜
小油菜 ……………⅓束（120g）
 ┌白芝麻 ……………………1大匙
 │蔥花…………………………20g
 │醬油………………………½大匙
 │醋 …………………………2小匙
 └砂糖………………………1小匙強
辣椒絲……………………………少量
◆榨菜豆腐湯
絹濾豆腐 …………⅛塊（40g）
榨菜………………………………20g
水 …………………………1⅕杯
蔥 …………………………………10g
醋 …………………………………1小匙
```

晚　餐

◆日式漢堡
①蔥切碎以後用油炒，盛盤使其冷卻。
②在大碗中放入豬絞肉、牛絞肉，加入①、蛋、麵包粉、薑汁攪拌，分為2等分作成漢堡形。
③在煎鍋中把油加熱，放入②，用大火煎至表面呈金黃色為止，然後再關小火，直至煎熟為止。
④高麗菜切絲，用水略煮，瀝乾水分。
⑤在鍋中放入高湯、醬油、米酒，煮沸以後加入薑汁，用加水調溶的太白粉勾芡。
⑥在器皿中鋪上④的高麗菜，在擺上③的漢堡，淋上⑤的淋汁。

◆胡蘿蔔煮豌豆片
①胡蘿蔔切成 6～7cm 的長度，去皮，修成宮殿形。豌豆片去筋，煮過。
②在鍋中放入高湯，加入胡蘿蔔煮 5 分鐘，再加入米酒、砂糖、鹽，蓋上蓋子，煮至胡蘿蔔軟了為止。
③在②中加入豌豆片，一起煮至入味。撈起以前加入醬油，盛盤，冷卻以後再放器皿中。

◆馬鈴薯涼拌海帶絲
①馬鈴薯切成細絲，略煮，留下口感。
②海帶絲洗以後，略煮切成 5 cm 的長度。
③①、②充分調拌，用a涼拌。

◆胚芽飯　130g（1人份）

◆日式漢堡
豬腿絞肉 ………………………50g
牛腿絞肉 ………………………50g
┌洋蔥………………¼個（40g）
└油……………………………1小匙
蛋 ………………………………10g
麵包粉 ………………………2大匙
薑汁 …………………………少量
油 ……………………………2小匙

高麗菜 ……………中1片（60g）
┌高湯…………………………½杯
│醬油…………………………2小匙
┤米酒…………………………1小匙
│薑汁…………………………少量
└太白粉、水 …………各2小匙

◆胡蘿蔔煮豌豆片
胡蘿蔔 ……………½根（60g）
豌豆片 ………………………60g
高湯 ……………………………1杯
米酒 …………………………2小匙
砂糖 …………………………⅔小匙
低鹽醬油 ……………………⅓小匙
鹽 ……………………………少量

◆馬鈴薯涼拌海帶絲
馬鈴薯 ………大1½個（160g）
海帶絲（乾燥） ……………15g
┌醋……………………………2小匙
a│
└鹽……………………………少量

點　心

牛奶凍淋草莓醬
果凍模型 2 個分
①明膠放入水中，使其柔軟。
②在鍋中放入牛乳，加入煉乳溶解，加熱，但是不要煮沸，加入①煮溶。
③用水打濕的模型中，倒入②使其冷卻凝固。
④草莓切碎，加入砂糖調拌。
⑤取出牛奶凍，盛盤，淋上一圈④的草莓醬。

牛奶凍淋草莓醬
牛乳 …………………………¾杯
煉乳 …………………………1⅓大匙
┌明膠粉………………………2小匙
└水……………………………2大匙
草莓醬
┌草莓…………………………60g
└砂糖…………………………2小匙

	♠	♥	♣	◆	合計
早餐	2.5	0.0	0.2	3.3	6.0
午餐	0.0	0.7	1.0	5.5	7.2
晚餐	0.1	1.1	1.2	3.7	6.1
點心	0.8	0.1	0.1	0.1	1.1
計	3.4	1.9	2.5	12.6	20.4

有的人會因為肉太油膩而不喜歡吃，可以使用脂肪較少的雞胸肉煮味噌來代替雞腿肉，你覺得如何呢？

使用燉菜的烹調方式，用味噌調味就會展現截然不同的風味，吃起來非常好吃。有的人無法喝低脂肪的脫脂奶，也可以加在燉菜中，就不會覺得難吃了。

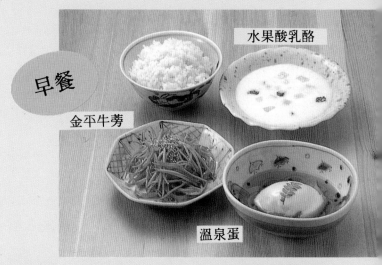

早餐

水果酸乳酪

金平牛蒡

溫泉蛋

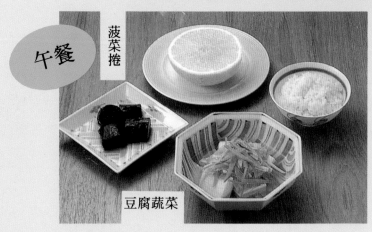

午餐

菠菜捲

豆腐蔬菜

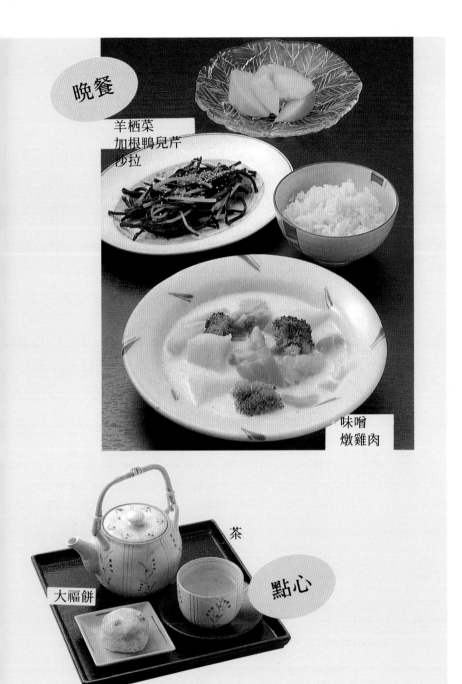

晚餐

羊栖菜
加根鴨兒芹
沙拉

味噌
燉雞肉

茶

大福餅

點心

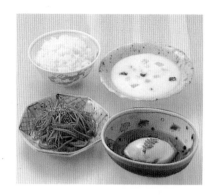

◆溫泉蛋

蛋 ……………………………2個

高湯 ……………………½杯

醬油 ……………………2小匙

米酒 ……………………1小匙

木芽 ……………………2片

◆金平牛蒡

牛蒡、胡蘿蔔 …………各60g

芝麻油 …………………2小匙

米酒、醬油 ……………各1小匙

白芝麻 …………………⅔小匙

◆水果酸乳酪

酸乳酪 …………………200g

草莓、橘子、鳳梨（罐頭）各10g

早 餐

◆溫泉蛋

①在厚鍋中煮沸5杯水，離火以後，加入½匙鹽及1½杯的水，打入蛋，蓋上蓋子燜25分鐘。

②高湯中加入醬油、米酒、煮沸以後使其冷卻。

③在器皿中打入①的蛋，淋上②，添上木芽。

◆金平牛蒡

①胡蘿蔔斜切成3cm長的細絲。

②牛蒡切得比胡蘿蔔更細，浸泡在水中。

③在煎鍋中熱油，拌炒瀝乾水分的牛蒡以後，加入胡蘿蔔一起炒，加上米酒、醬油，一直炒到水收乾為止。

④盛盤，撒上芝麻屑。

◆胚芽飯　165g（1人份）

◆水果酸乳酪

在酸乳酪中，加入小塊的草莓、橘子、鳳梨混合調拌。

午 餐

◆煮豆腐淋蔬菜

①胡蘿蔔、竹筍切絲、蔥斜切。豌豆片去筋煮過，斜切成絲。

②豆腐分為8～10等分。

③在鍋中放入高湯加入豆腐，加熱至溫熱為止，盛盤。

④在③的鍋中放入胡蘿蔔、竹筍、以及蔥來煮，用米酒、醬油調味。

⑤加入用水調溶的太白粉勾芡，淋在③的豆腐上，添上豌豆片。

◆菠菜捲

①菠菜煮過以後，浸泡在水中撈起，擠乾水分。

②在a的⅓量中，浸泡菠菜，略微擠乾。

③用紫菜捲②。

④菠菜捲切成3cm寬，淋上剩下的a。

◆胚芽飯　110g（1人份）
◆葡萄柚　100g（1人份）

```
◆煮豆腐蔬菜
絹濾豆腐……………1塊（300g）
高湯………………………………1杯
胡蘿蔔、煮過的竹筍、蔥 各40g
豌豆片……………………………6片
醬油…………………………1大匙
米酒…………………………2小匙
太白粉、水 …………………各2小匙
◆菠菜捲
菠菜 ……………⅓束（120g）
　 ┌醬油…………………………1小匙
a ┤
　 └高湯…………………………2小匙
紫菜……………………………½片
```

晚　餐

◆味噌燉雞肉
①白藷切塊，浸泡在水中。胡蘿蔔切塊，洋蔥切成梳形，花椰菜分為小株。
②雞肉切成一口大小。
③在鍋中把肉湯煮沸，放入雞肉，煮至表面變色為止，撈出。
④在③的鍋中，依序放入胡蘿蔔、馬鈴薯、洋蔥一起煮。
⑤煮到8分熟以後，倒入雞肉直到煮軟為止。
⑥味噌放入牛乳中調溶，加入煉乳調拌。
⑦將⑥加入⑤中，味道溶合以後，加入花椰菜，略煮盛盤。

◆羊栖菜根鴨兒芹沙拉
①羊栖菜略洗，浸泡在水中，切成3cm的長度先煮過。根鴨兒芹煮過，切成3cm的長度，二者放在一起。

②調拌芝麻油、醋、醬油、砂糖，作成調味醬。
③①與②涼拌盛盤，撒上芝麻屑。

◆胚芽飯　110g（1人份）
◆甜瓜　60g（1人份）

```
◆味噌煮雞肉
雞腿肉……………………………120g
馬鈴薯…………小2個（160g）
胡蘿蔔…………小1根（ 40g）
洋蔥………………¼個（ 40g）
花椰菜………………………………60g
肉湯…………………………………2杯
牛乳…………………………………1杯
煉乳…………………………2大匙
味噌…………………………2小匙
◆羊栖菜與根鴨兒芹沙拉
羊栖菜（乾燥）…………………10g
根鴨兒芹…………⅓束（60g）
調味醬
　 ┌芝麻油、醋 …………各2小匙
　 │醬油…………………………½大匙
　 └砂糖…………………………1小匙強
白芝麻…………………………1小匙弱
```

點　心

◆大福餅　1個（1人份）
◆茶

	♠	♥	♣	♦	合計
早餐	2.1	0.0	0.4	3.8	6.3
午餐	0.0	1.1	0.9	2.4	4.4
晚餐	1.0	1.7	1.5	2.7	6.9
點心	0.0	0.0	0.0	1.8	1.8
計	3.1	2.8	2.8	10.7	19.4

利用主菜控制蛋白質與脂肪

以蛋白質量選擇魚和肉

　　當成主菜的主要是第一群的蛋和第二群的魚貝、肉、豆、豆製品。這些食物可以攝取到蛋白質。

　　第二群的魚貝與肉，以每一點重量的蛋白質量的不同，而分為A、B、C三群。區分的方法A的一點蛋白質為14g以上，B則是10g以上，不到14g。C則不到10g，也就是A是蛋白質較多，脂肪較少，C則是蛋白質較少，脂肪較多的意思。

　　防癌方面，蛋白質與脂肪的攝取會造成很大的影響。換言之，注意避免高脂肪，高蛋白質的飲食，這時分別使用第二群大有助益。選擇A或B群的魚貝或肉，就能夠有效地確保蛋白質，而且能夠防止脂肪攝取過多。

　　換言之，能夠巧妙地控制脂肪與蛋白質的量。

　　大豆為植物性蛋白質源，其脂肪中所含的亞油酸等多價不飽和脂肪酸，具有降低血液中膽固醇值的效果，所以，要積極地納入飲食中。

不要忘記注意調理法

　　好不容易選好了食品，但是如果調理法不正確，就無法作成防癌飲食。可以在烹調時，注意以下的事項：

　　①避免鹽分攝取過多

　　口味較淡為健康的基本。

　　以前國人的鹽分攝取量很多，不過最近有減少的傾向，平均還是在12g以上，為了健康著想，一定要維持在10g以下。

　　②避免植物油攝取過多

　　雖然含有很多不飽和脂肪酸，可是不見得植物油令人感到安心

。以防癌這一點而言，不論是動物性脂肪或植物油，只要是脂肪攝取過多就不好。在挑選食品的時候，要選擇脂肪較少的食品，烹調時所用的植物油量也必須要注意。要減少炸食物或炒食物的次數，好好計算使用的油量，檢查使用脂肪的方式。

③避免砂糖攝取過多

砂糖的使用量與癌並沒有直接的關係，但是砂糖攝取過多會導致熱量過剩，引起肥胖，成為成人病的原因。此外，料理中所使用的砂糖量越多時，就會造成食鹽的使用量增多。這是因為達到自然調味的均衡而造成的情形。

魚與肉 1 點重量的蛋白質與脂肪

分類		食品名	1點重量(g)	蛋白質(g)	脂肪(g)	分類		食品名	1點重量(g)	蛋白質(g)	脂肪(g)
魚	A	比目魚	90	17.2	1.08	肉	A	牛肩肉	70	14.8	1.82
		正鰹	65	16.8	1.30			牛腿肉	70	15.6	1.82
		鰈魚	80	15.2	1.76			豬腿肉	65	14.0	2.28
		鮪魚（紅肉）	65	18.4	0.91			雞胸肉	70	16.0	1.68
	B	若鷺	80	13.7	2.32		B	牛里肌肉	50	10.4	4.15
		文鰩魚	65	11.7	3.84			牛肩里肌肉	50	10.3	4.55
		鰺魚	60	11.2	4.14			豬肩肉	55	10.6	4.29
		虹鱒	50	10.0	4.10			豬外腿肉	60	12.3	3.12
	C	秋刀魚乾	35	6.8	5.46		C	燒火腿	40	6.6	5.52
		沙丁魚乾	35	7.6	5.46			鹹牛肉罐頭	30	6.1	5.67
		鯡魚	25	7.3	7.13			培根	20	2.6	7.82
		鹹秋刀魚	50	7.0	5.45			維也納香腸	30	4.0	7.20

牛肉是乳用肥育公牛，沒有肥肉　豬肉是大型種，沒有肥肉　雞肉是嫩雞，去皮。

奶油玉米雞

材料	2人份
雞腿肉	½塊（120g）
鹽、胡椒	各少量
油	1小匙
蔥	½根
玉米（罐頭）	⅔杯（100g）
白酒	1⅓大匙
煉乳	4大匙
鹽	少量
細香蔥	少量

♠	♥	♣	♦	合計
0.5	1.6	0.7	0.3	3.1

≪準備≫
①雞肉切成一口的大小，撒上鹽、胡椒，擱置10分鐘。
②蔥斜切。
③細香蔥切成小口。
④玉米瀝乾水分。

≪作法≫
①在煎鍋中熱油，放入雞肉，煎至面呈金黃色。
②在①中加入蔥，略微拌炒。
③在②中加入玉米和白酒，蓋上蓋子燜煮。
④雞肉熟透以後，加入煉乳，用鹽調味。
⑤盛盤，撒上細香蔥。
★如果用綜合蔬菜代替玉米，色彩會更好看。

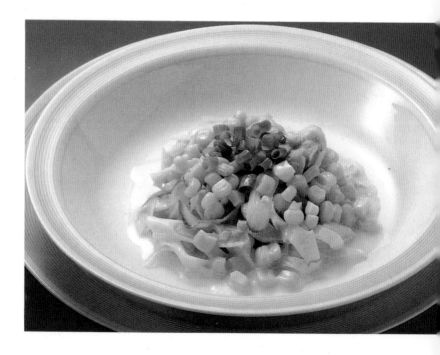

牛肉茄子捲

材料	·········2人份
薄片牛肉（涮涮鍋肉）	120g
茄子	·2個（160g）
油	·········2小匙
酒	·········2大匙
水	·········½杯
醬油	·········2小匙
菊花	
蕪菁	·········2個（60g）
甜醋	
醋	·········2小匙
砂糖	·········⅔小匙
鹽	·········少量
水	·········1⅓大匙
海帶絲	·········少量
紅辣椒段	·········少量
靑紫蘇葉	·········2片

♠	♥	♣	◆	合計
0.0	0.9	0.2	0.8	1.9

≪準備≫
① 蕪菁去皮，畫上縱橫切口，浸泡在鹽水中，泡軟以後擰乾水分，用甜醋醃漬半天，作成菊花蕪菁。
② 茄子留下蒂，去皮，浸泡在水中去除澀液之後，用竹籤戳幾個洞，擱置一旁。

≪作法≫
① 攤開牛肉，舖上茄子捲起來。
② 在煎鍋中熱油，放入①，煎至表面呈金黃色以後，加入酒、水，蓋上蓋子燜煮。
③ 煮至熟透以後，加入醬油調拌。
④ 盛盤時，把③的茄子對半縱切再盛盤，添上靑紫蘇、菊花、蕪菁。

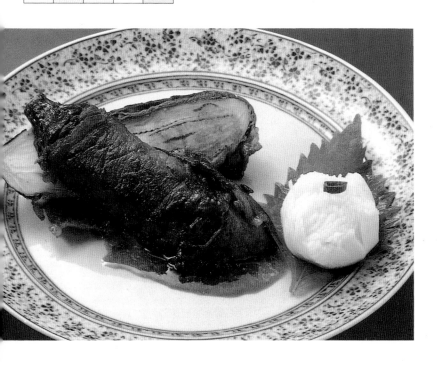

曙燒雞肉

材料 ……………………2人份
雞腿肉……………………160g
洋蔥……………………¼個（40g）
調味醬
　蛋黃醬、牛乳　各1⅓大匙
　番茄醬 ………………2小匙
　麵包粉 ………………1⅓大匙

♠	♥	♣	♦	合計
0.1	2.1	0.1	1.1	3.4

≪準備≫
①洋蔥切成薄片
②雞肉切成一口大小。
③烤箱預熱至180度。
≪作法≫
①在飯碗中調入調味醬的材料，蛋黃醬與番茄醬混合。
②在①中依序放入牛乳、麵包粉，作成調味醬。
③在耐熱皿中舖上洋蔥，擺上雞肉，用烤箱烤8分鐘以後，淋上調味醬，再烤3〜5分鐘。
★可依照個人的喜好，撒上指天椒，口味更重。
★除了耐熱皿以外，也可以用舖上鋁箔紙的器皿。

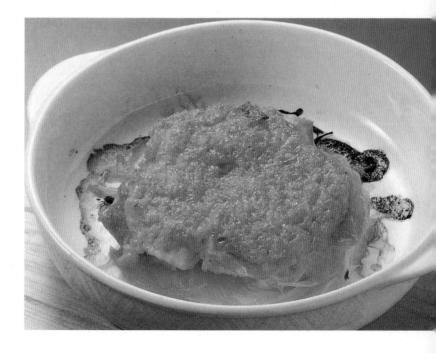

靑椒炒牛肉絲

材料 ······················2人份
┌牛腿肉···············100g
│薑汁·················½小匙
┤酒 ·················1小匙
│醬油················⅔小匙
└太白粉···············1小匙
靑椒············3個（100g）
煮過的竹筍············30g
大蒜················少量
蔥 ················20g
油 ················2小匙
┌酒 ················2小匙
a ┤砂糖···············⅔小匙
└醬油···············½大匙

♠	♥	♣	♦	合計
0.0	0.9	0.2	0.7	1.8

≪準備≫

①牛肉切絲，撒上薑汁、酒、醬油、太白粉調味。

②靑椒去籽，縱切成細絲。

③竹筍切絲。

④蒜和蔥都切成碎屑。

⑤將 a 的調味料混合，擱置於一旁。

≪作法≫

①油加熱以後，爆香蔥蒜，再加入牛肉拌炒。

②炒至牛肉變色以後，加入靑椒和竹筍拌炒。

③蔬菜熟了以後，用綜合調味料調味盛盤。

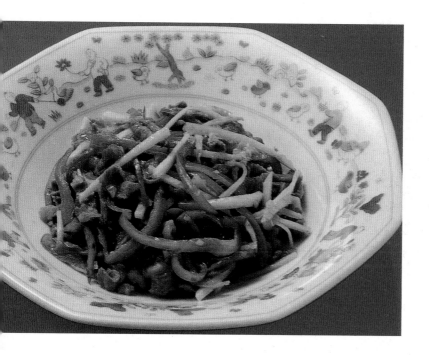

醋豬肉

安心地吃美味的肉、蛋

材料	2人份
豬腿肉塊	100g
鹽	1迷你匙
酒	1小匙
太白粉	2小匙
洋蔥、熟竹筍	各60g
胡蘿蔔	40g
四季豆	10g
乾香菇	2朵
芝麻油	2小匙
肉湯	½杯
甜醋醬	
醬油	1小匙
醋、番茄醬	各2小匙
太白粉、水	各⅔小匙

♠	♥	♣	♦	合計
0.0	1.3	0.3	0.8	2.4

≪準備≫
①豬肉用鹽和酒調味。
②洋蔥切成梳形，竹筍、胡蘿蔔切成一口大小。
③香菇浸泡還原，切成一口大小。四季豆煮成鮮綠色，切成 3cm 的長度。

≪作法≫
①豬肉撒上太白粉。
②芝麻油加熱以後，炒豬肉直至變色為止，加入洋蔥、竹筍、胡蘿蔔、香菇拌炒。
③在②中加入肉湯，煮至材料柔軟為止。
④用醬油、番茄醬調味，加上醋，盛起以前，用調溶的太白粉勾芡，放入四季豆拌炒。

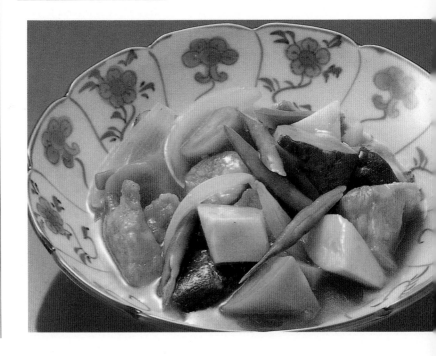

肉丸子湯

材料	2人份
豬腿絞肉	120g
蔥	10g
薑	少量
醬油	⅔小匙
太白粉	½大匙
青江菜	200g
胡蘿蔔	20g
粉絲	40g
肉湯	1杯
酒	2小匙
醬油	⅓小匙

♠	♥	♣	♦	合計
0.0	1.5	0.2	0.2	1.9

≪準備≫

①蔥、薑切成碎屑。

②青江菜煮過以後，切成3～4cm長，胡蘿蔔切成短片。

③粉絲用熱水浸泡以後，切成4cm長。

≪作法≫

①在大碗中放入豬絞肉、蔥、薑、醬油、太白粉調拌，加入少量的水（分量以外）來調節硬度。

②肉湯煮沸以後，把①捏成一口大的丸子狀，放入湯中去煮。待浮上來以後，再煮3分鐘即取出。

③在②的肉湯中加入胡蘿蔔，煮軟以後加入青江菜、粉絲，以及原先撈出的肉丸子，用醬油、酒調味。

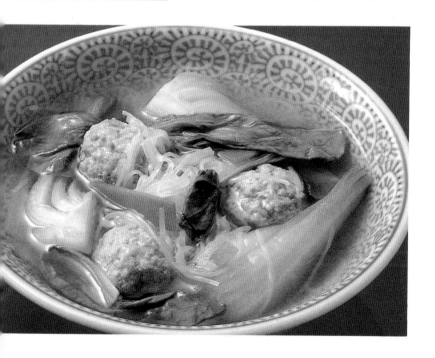

蕈類煎蛋捲

材料	……………	2人份

材料 ……………………2人份
蛋 ………………………大2個
乳酪（能溶化型）……20g
牛乳 ……………………2小匙
胡椒……………………少量
奶油 ……………………2小匙
蕈調味醬
　金菇、玉蕈 ………各20g
　新鮮香菇 …………2朵
　番茄醬
　紅葡萄酒 ………各2小匙
荷蘭芹…………………少量

♠	♥	♣	◆	合計
1.8	0.0	0.0	0.5	2.3

≪準備≫
①金菇、玉蕈去蒂，剝開。
②香菇去蒂，切絲。

≪作法≫
①在大碗中打蛋花，加入乳酪、牛乳、胡椒。
②在煎鍋中放入奶油，溶化以後倒入①。
③混合攪拌至呈半熟狀為止，作成蛋捲形。
④在鍋中放入金菇、玉蕈、香菇、紅葡萄酒，燜煮。
⑤蕈類熟透以後，加入番茄醬，作成調味醬。
⑥在盤中放入煎蛋捲，淋上調味醬，添上荷蘭芹。

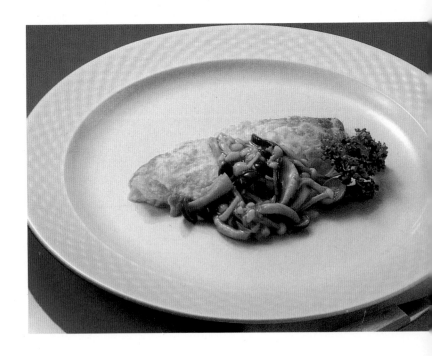

奶汁烤金眼鯛

材料	……………2人份
金眼鯛	2塊（100g）
白葡萄酒	⅔大匙
胡椒	少量
菠菜	⅓束（100g）
油	1小匙
鹽、胡椒	各少量
白色調味醬	
奶油	1大匙
麵粉	1小匙
牛乳	125cc
乳酪粉	2大匙

♠	♥	♣	♦	合計
0.8	0.7	0.2	1.1	2.8

≪準備≫

①菠菜煮過，切成3cm長。

②金眼鯛去皮與骨，切成一口大小。

③在鍋中放入奶油，溶化以後，加入篩過的麵粉，炒過以後，慢慢倒入溫牛乳，煮成白色調味醬。

④烤箱預熱至250度。

≪作法≫

①在鍋中排好金眼鯛，撒上胡椒和白葡萄酒蒸煮。

②菠菜用油炒過以後，用鹽和胡椒調味。

③在耐熱皿中舖上②的菠菜，排上①，淋上白色調味醬，撒上乳酪粉。

④放入烤箱中烤5分鐘，直至呈金黃色為止。

使魚、豆料理富於變化

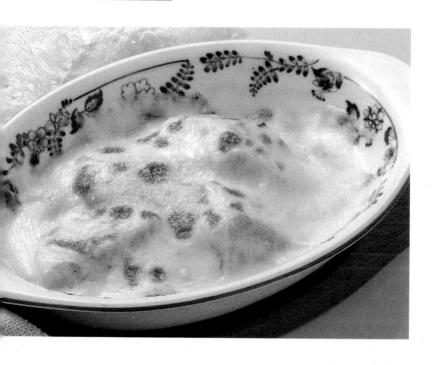

烏賊煮蘿蔔

材料	2人份
烏賊	1條（120g）
蘿蔔	300g
生薑	少量
高湯	2杯
砂糖	1⅓大匙
酒	2大匙
醬油	1大匙
薑	少量

♠	♥	♣	◆	合計
0.0	0.6	0.3	0.6	1.5

≪準備≫
①蘿蔔切成 2cm 厚，一口大小，去皮煮過。
②薑切絲，浸泡在水中，作成薑絲。
③烏賊去除內臟和軟骨，軀幹連皮切成 1cm 寬的圓片，足切成 3〜4cm 的長度。

≪作法≫
①在鍋中放入高湯、薑、砂糖、酒以及醬油一起煮。
②煮沸以後放入墨魚，變色以後取出。
③在①的鍋中放入蘿蔔，煮 20 分鐘，直到入味為止。
④原先取出的烏賊倒回鍋中略煮。
⑤盛盤，添上薑絲。

使魚、豆料理富於變化

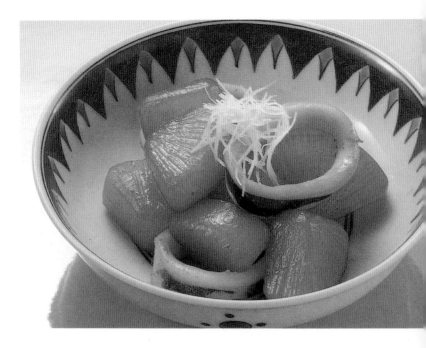

烤虱目魚味噌包

材料	……………………2人份

材料 ……………………2人份
- 虱目魚………2塊（140g）
- 酒 ……………………2小匙
- 玉蕈 ……………½包（60g）
- 蔥……………………½根
- 油 ……………………2小匙
- 香味味噌
  - 味噌 …………………2小匙
  - 酒 ……………………1小匙
  - 米酒 …………………1小匙
  - 薑汁 …………………少量
- 檸檬……………………⅓個
- 七味辣椒………………少量

♠	♥	♣	◆	合計
0.0	2.2	0.1	0.3	2.6

≪準備≫
①玉蕈去蒂，分成小株，蔥斜切成薄片。
②虱目魚切成一口大小，放在簍子裡，撒上酒。
③烤箱預熱至 180 度。

≪作法≫
①香味味噌的材料，味噌、酒、米酒、薑汁混合調拌。
②鋁箔紙剪成 30cm 正方形，塗上一層薄薄的油，然後再舖上一半的蔥，舖上虱目魚，添上玉蕈，用剩下的蔥裝飾。
③②淋上香味味噌，包起來，用烤箱烤 15 分鐘。添上梳形檸檬。
★按照個人的喜好，也可以撒上七味辣椒。

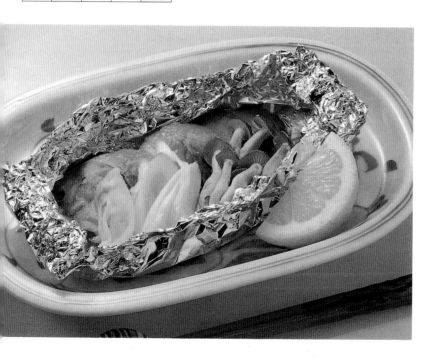

綠醬炸鰺魚

材料 ·······················2人份
 鰺魚···············2尾（160g）
 醬油···················⅔小匙
 薑汁···················½小匙
 太白粉 ················2小匙
炸油·······················適量
綠醬
 黃瓜·····················1根
 葡萄柚············¼個（60g）
 檸檬汁···············2小匙
 白葡萄酒···········2小匙
 鹽·················1迷你匙弱

♠	♥	♣	◆	合計
0.0	1.4	0.2	0.8	2.4

≪準備≫
①鰺魚切成3塊，再切成一口大小，
　加上醬油和薑汁醃10～20分鐘。
②小黃瓜擦碎，擰乾水分。用湯匙挖
　出葡萄柚果肉，留下一些當作裝飾
　用，其他的搗碎。
③小黃瓜、葡萄柚、檸檬汁、白葡萄
　酒、鹽調拌在一起，作成綠醬。

≪作法≫
①去除鰺魚的水分，沾上太白粉。
②用180度的油炸成金黃色，去除多
　餘的油。
③鰺魚盛盤，淋上綠醬，擺上裝飾用
　的葡萄柚。

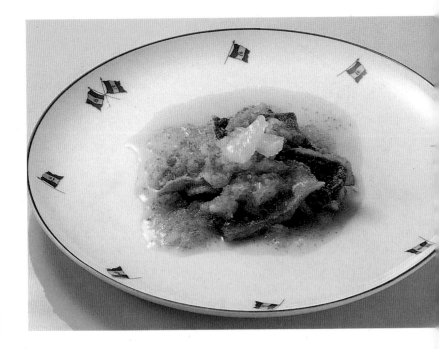

章魚茄子煮咖哩

材料	2人份
煮過的章魚	120g
茄子	大2個（200g）
洋蔥	⅓個（60g）
蒜、薑	各少量
肉湯	½杯
油	2小匙
白葡萄酒	2小匙
咖哩粉	½小匙
鹽	少量
薏大利芹	少量

♠	♥	♣	◆	合計
0.0	0.5	0.6	0.5	1.7

≪準備≫

①洋蔥、蒜、薑切成碎屑。

②茄子切成 1cm 厚的圓片，浸泡在水中去除澀液。

③煮過的章魚略洗以後，切成 5mm 的厚度。

≪作法≫

①在厚鍋中熱油，爆香蒜、薑。

②爆香以後，加入洋蔥充分拌炒。

③在②放入章魚與瀝乾水分的茄子，以及白葡萄酒、肉湯，燜煮到柔軟為止，撒上咖哩粉調拌，用鹽調味。

④盛盤之後，添上薏大利芹。

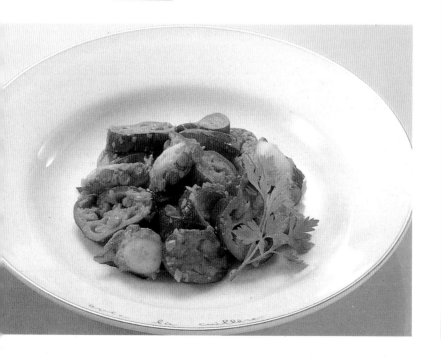

洋蔥焗豆腐

材料 ·······················2人份
絹濾豆腐 ·····2/3塊（200g）
洋蔥·············1個（200g）
油 ·····················2小匙
肉湯 ·····················2杯
鹽、胡椒··············各少量
乳酪（能溶化型 ）···40g

♠	♥	♣	♦	合計
1.1	0.7	0.4	0.5	2.7

≪準備≫
①洋蔥切成薄片。
②烤箱預熱至250度。

≪作法≫
①油加熱以後，放入洋蔥，炒成褐色至變軟為止。
②在①中加入肉湯，煮沸以後去除澀液。
③加入豆腐，用鹽和胡椒調味。
④③放入耐熱器中，撒上乳酪，放入烤箱。
⑤烤7～8分鐘，直到完全溶解為止。

★秘訣在於洋蔥要充分炒熟，洋蔥的香氣和乳酪的鹽分能夠增添淡味豆腐的風味。

使魚、豆料理富於變化

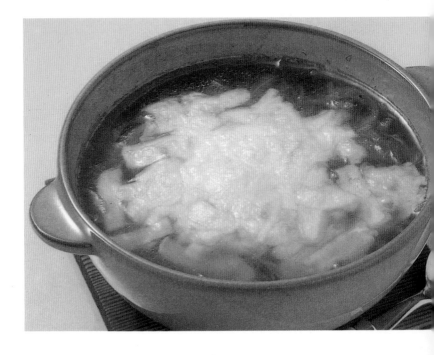

油豆腐塊炒蝦

材料	2人份
大正蝦	小6尾（60g）
油豆腐塊	½塊（100g）
木耳（乾燥）	4g
熟竹筍	40g
豌豆片	6片（10g）
蒜	少量
油	2小匙
酒	2小匙
蠔油	1大匙
太白粉、水	各1⅓小匙

♠	♥	♣	♦	合計
0.0	1.2	0.1	0.7	2.0

≪準備≫

①蒜擦碎，木耳用水浸泡還原，去蒂。

②竹筍切成薄片，用滾水煮過，豌豆片略煮，對半斜切。

③油豆腐塊用滾水燙過，對半縱切，再切成 1cm 寬。

④蝦留尾去殼，去除泥腸。

≪作法≫

①油加熱以後，爆香蒜，然後放入蝦子、竹筍、木耳拌炒。

②在①中加入肉湯煮沸以後，放入油豆腐塊、酒、蠔油，加入太白粉水勾芡。起鍋時，混入豌豆片。

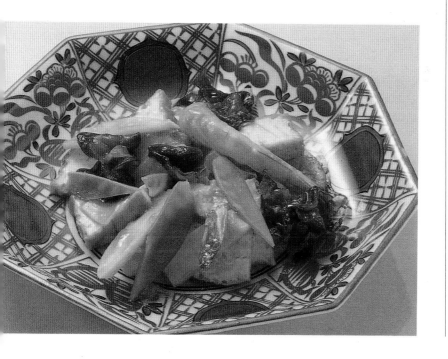

利用副菜充分攝取胡蘿蔔素和食物纖維

副菜也很重要

菜單中的副菜一般被認為是配角，主菜能夠確保熱量和蛋白質，非常重要。但是副菜卻能夠攝取到礦物質、維他命、食物纖維等保全素。

當成副菜來使用的是蔬菜、芋類等，由這些食品中所攝取到的營養素，包括維他命Ａ、Ｃ、食物纖維。這些營素具有重要的防癌作用，在菜單中也要重視副菜，積極使副菜富於變化性。

國人在維他命Ａ方面。大都是由黃綠色蔬菜攝取胡蘿蔔素，而取得維他命Ａ。一天 100g 的黃綠色蔬菜，就能夠充分攝取到胡蘿蔔素。胡蘿蔔素為脂溶性維他命，不必擔心烹調所造成的損失，可以利用各種烹調法來吃。

維他命Ｃ除了黃綠色蔬菜以外，也可以由淡色蔬菜和芋類中攝取。300g 的蔬菜量非常大，無法生吃大量的蔬菜。加熱以後，雖然量會減少，但是不耐熱的維他命Ｃ在烹調過程中會流失。可是一天 300g 的量，即使考慮到因加熱而造成的損失，也能夠充分攝取到維他命Ｃ的所需量。此外，芋類的維他命Ｃ即使加熱也不會減少，是適合攝取維他命Ｃ的食品。

海藻和蕈類

食物纖維除了防癌以外，具有降低血液中膽固醇的作用，是備受矚目的營養素。

牛蒡和茄子等根菜類含有豐富的食物纖維，要多加利用。但是，根菜類中所含的醣類太多，必須注意一次的攝取量。

海藻和蕈類含有豐富的食物纖維，而且是無熱量食品。

副菜的味道要淡一些

以往在餐桌上，蔬菜、芋類、海藻、蕈類一直都是配角。但是就防癌的觀點來考量，是應該要大量攝取的食品。不只就營養面而言，同時能夠增加食品的種類，也能夠豐富飲食生活。

實際作料理的時候，基本與主菜一樣，要使味道淡一些。即使是考慮營養或健康來選擇食品，料理時所使用的油、鹽、砂糖過度，也會失去了意義。

蔬菜、芋類、海藻、蕈類都是屬於味道較淡的菜，因此很容易在烹調時多放一些調味料，但是可以利用昆布或柴魚片、花椒或七味辣椒等香辛料，或是利用橘子汁、檸檬汁等酸味，多下點工夫就能夠烹調出美味的食品來。

黃綠色蔬菜 1 次使用量的胡蘿蔔素、維他命 C、食物纖維

食品名	1回使用量(g)	胡蘿蔔素(μg)	維他命C(mg)	食物纖維(g)
胡蘿蔔	40	2920	2	1.02
菠菜	80	2480	52	2.00
韭菜	60	1980	15	1.15
芹菜	50	650	10	1.09
青江菜	80	1200	23	0.81
南瓜（西洋）	80	680	31	2.39
青椒	80	216	64	1.58

海藻、蕈類的食物纖維

	食品名	100g中的食物纖維	1次使用量 重量(g)	1次使用量 食物纖維(g)
海藻	甜海苔	29.7	2	0.59
	昆布	28.6	10	2.86
	羊栖菜	54.9	20	10.99
	海蘊	0.7	40	0.26
	海帶芽（生）	9.9	20	1.98
	海帶芽（乾燥）	38.0	2	0.76

	食品名	100g中的食物纖維	1次使用量 重量(g)	1次使用量 食物纖維(g)
蕈類	金菇	2.9	40	1.15
	新鮮香菇	4.5	40	1.82
	乾香菇	43.4	2	0.87
	真玉蕈	2.3	40	0.92
	玉蕈	3.1	40	1.24
	滑子菌	1.8	20	0.36

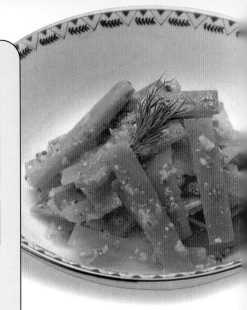

黃綠色蔬菜料理集

芥末漬胡蘿蔔

材料	………………………2人份
胡蘿蔔	…………小1根（100g）
調味醬	
┌洋蔥	…………………20g
┤芥末粒、油、檸檬汁 …各2小匙	
└鹽	………………………少量
蒔夢	………………………少量

♠	♥	♣	♦	合計
0.0	0.0	0.3	0.5	0.8

作法

①洋蔥切成碎屑，與調味料和其他的材料調拌。

②胡蘿蔔切成3cm長度的短片略煮。

③胡蘿蔔與調味醬調拌盛盤，添上蒔夢。

胡蘿蔔涼拌四季豆

★材料	………………………2人份
胡蘿蔔	…………½根（60g）
四季豆	…………………40g
高湯	…………………1大匙
醬油	…………………⅔小匙
涼拌醬	
┌木棉豆腐	…………¼塊（80g）
│芝麻	…………………2小匙
┤砂糖	…………………2小匙
│鹽	…………………1迷你匙
└高湯	…………………1½匙

♠	♥	♣	♦	合計
0.0	0.4	0.2	0.5	1.1

作法

①豆腐輕壓，擠乾水分。

②胡蘿蔔切成3cm長，條狀，四季豆切成3cm長。

③用相同的滾水煮②，瀝乾水分使其冷卻，淋上高湯和醬油。

④瀝乾水分的豆腐，用研鉢研碎，加入調味料調拌，作成涼拌醬。

⑤去除③的水分，用涼拌醬涼拌。

★涼拌醬可以多作一些，放在冰箱中冷凍保存。

豌豆片酸乳酪沙拉

★材料 ……………………2人份
豌豆片…………………………120g
酸乳酪醬
　┌純酸乳酪
　│蛋黃醬 ………………各2大匙
　│番茄…………………… ⅕（40g）
　└胡椒……………………少量

♠	♥	♣	♦	合計
0.1	0.0	0.3	1.3	1.7

作法
①豌豆片去筋煮過，撈起，使其
　冷卻，瀝乾水分。
②番茄切成碎屑，加入酸乳酪、
　蛋黃醬、胡椒調拌，①盛盤以
　後，將②淋於其上。

小油菜煮胡蘿蔔

★材料			2人份
小油菜			⅓束（120g）
胡蘿蔔			小½根（40g）
高湯			½杯
醬油			2小匙
米酒			1小匙

♠	♥	♣	♦	合計
0.0	0.0	0.2	0.1	0.3

作法
①小油菜切成 3cm 長，胡蘿蔔切成 3cm 長的短片。
②高湯煮沸以後，放入小油菜、胡蘿蔔一起煮。加入米酒、醬油調味。

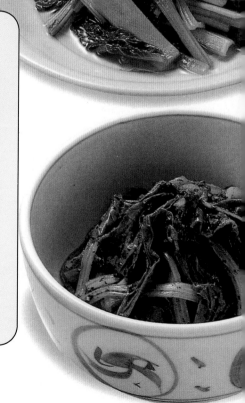

菠菜涼拌芝麻

★材料		2人份
菠菜		½束（160g）
高湯		2大匙
涼拌醬		
黑芝麻		2大匙
砂糖		2大匙
醬油		½大匙

♠	♥	♣	♦	合計
0.0	0.0	0.3	0.8	1.1

作法
①菠菜煮過以後，去除水分，切成 3cm 長，泡在高湯中。
②黑芝麻用研鉢研碎，加入砂糖、胡椒。
③①略微擠乾以後，用②涼拌。

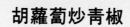

胡蘿蔔炒青椒

★材料	……………………2人份
胡蘿蔔	½根（60g）
青椒	小3個（80g）
橄欖油	2小匙
肉湯	½杯
鹽、胡椒	各少量

♠	♥	♣	♦	合計
0.0	0.0	0.2	0.5	0.7

作法

①胡蘿蔔切成 1cm 正方形薄片，青椒去籽，切成 1cm 正方形。

②橄欖油加熱以後，加入①略炒，再加入肉湯，煮軟以後，用鹽、胡椒調味。

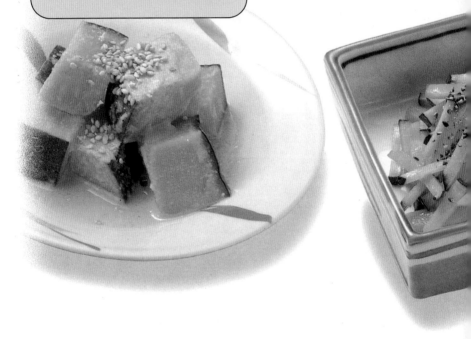

黃綠色蔬菜料理集

芝麻醋涼拌南瓜

★材料 ……………………2人份
南瓜…………………………160g
芝麻醋
　芝麻 ………………………1大匙
　醋 …………………………2小匙
　高湯 ………………………1大匙
　醬油………………………½小匙
　白芝麻……………………⅓小匙

♠	♥	♣	◆	合計
0.0	0.0	0.7	0.6	1.3

作法
①南瓜切成 3cm 正方形，煮過。
②充分調拌芝麻醋的材料，與①
　的南瓜涼拌盛盤，撒上芝麻。

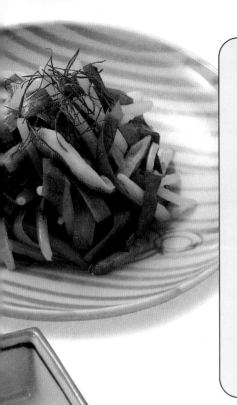

韭菜涼拌豆芽菜

★材料	……………………………2人份
韭菜	……………………½束（40g）
豆芽菜	………………………………60g
新鮮香菇	……………………………2朵

a ┌ 砂糖 …………………………⅔小匙
　├ 醋 ……………………………2小匙
　└ 醬油、芝麻油…………各1小匙
辣椒絲…………………………………少量

♠	♥	♣	♦	合計
0.0	0.0	0.1	0.3	0.4

作法
①香菇去蒂，略洗，用鐵絲網烤。烤過以後，切絲。
②韭菜切成 3cm 長，豆芽菜去根與芽，汆燙過後瀝乾水分。
③混合 a 調味料，涼拌①、②盛盤，撒上辣椒絲。

金平南瓜

★材料	……………………………2人份
南瓜	……………………………160g
芝麻油	……………………………2小匙
米酒、醋	…………………………各2小匙
醬油	……………………………1小匙
黑芝麻	……………………………⅔小匙

♠	♥	♣	♦	合計
0.0	0.0	0.7	0.7	1.4

作法
①南瓜切成 3mm 寬的長條狀，用芝麻油炒。
②南瓜炒軟以後，依序加入米酒、醬油、醋來調味。
③盛盤，撒上芝麻屑。

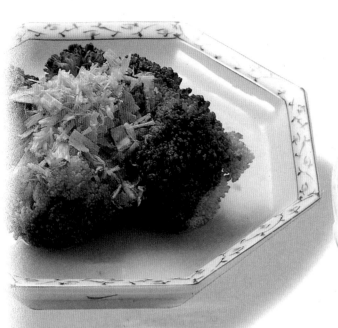

黃綠色蔬菜料理集

花椰菜漬高湯

★材料	2人份
花椰菜	140g
高湯	½杯
鹽	1迷你匙弱
低鹽醬油	⅓小匙
柴魚片	少量

♠	♥	♣	♦	合計
0.0	0.0	0.4	0.0	0.4

作法
①花椰菜分成小株，煮硬。
②高湯煮沸以後加入鹽、花椰菜、醬油，略煮，盛盤使其冷卻。
③盛盤時，撒上柴魚片。

青江菜木耳拌芥末

★材料 ·················· 2人份
青江菜 ·············· 1株（120g）
油 ························· 1小匙
木耳（乾燥）·············· 4g
　　高湯 ··················· 1大匙
a　醬油 ··················· ½大匙
　　芥末醬 ················· 少量

♠	♥	♣	◆	合計
0.0	0.0	0.1	0.3	0.4

作法
①青江菜用加油的沸水汆燙後
　，切成 3cm 長，擠乾水分
　。
②木耳用水浸泡還原，去蒂，
　切成一口大小略煮。
③充分調拌 a 的材料，涼拌①
　、②盛盤。

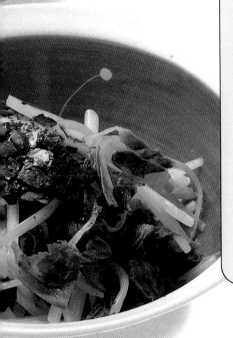

燙根鴨兒芹

★材料 ·················· 2人份
根鴨兒芹 ··········· ½束（160g）
　　高湯 ··················· 2大匙
　　醬油 ··················· ½大匙
揉海苔 ··················· ½片

♠	♥	♣	◆	合計
0.0	0.0	0.2	0.0	0.2

作法
①根鴨兒芹汆燙以後撈起，擠乾
　水分，切成 3cm 長。
②調拌高湯和醬油，加入⅔揉海
　苔，涼拌①。
③盛盤，撒上剩下的揉海苔。

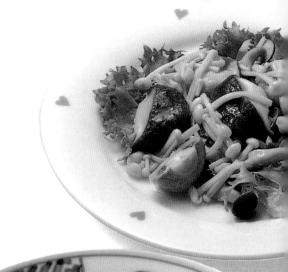

涼拌牛蒡

材料	2人份
牛蒡	小1根（120g）
白芝麻	3大匙強
高湯	2小匙
醬油	½大匙
砂糖	2小匙

♠	♥	♣	♦	合計
0.0	0.0	0.6	1.3	1.9

作法

①牛蒡用刀背去皮，切成4～5cm
長度的長條狀，浸泡在醋水中，
去除澀液。

②加入少量醋（分量以外），用沸
水煮①的牛蒡，撈起，放在簑子
裡瀝乾水分，用研磨棒輕拍。

③用研鉢研碎芝麻，加入高湯、砂
糖、醬油調拌，涼拌②的牛蒡。

醃蕈類

★材料 ……………………2人份
蘑菇、金菇、玉蕈各½包…（40g）
新鮮香菇 ……………………4朵
白葡萄酒 ……………………2大匙
菊苣 ……………………………20g
醃漬液
┌ 醋、油、水 ……………各2小匙
└ 鹽 ……………………1迷你匙弱

♠	♥	♣	◆	合計
0.0	0.0	0.0	0.6	0.6

作法

①蘑菇縱橫畫上切口以後，對半切開。玉蕈分為小株，香菇切成一口大小，金菇切成一半的長度，撕開。

②在鍋中放入①，撒上白葡萄酒燜煮。

③混合醃漬液的材料，煮沸以後加入②中，盛盤，添上菊苣。

★除了菊苣以外，也可以用生菜或萵苣。

煮嫩筍

★材料 ……………………2人份
熟竹筍……………………………200g
海帶芽（浸泡還原）…………80g
高湯 ……………………………2杯
酒 ………………………………2大匙
米酒 ……………………………2小匙
鹽 ………………………………⅖小匙
低鹽醬油………………………⅓小匙
木芽………………………………少量

♠	♥	♣	◆	合計
0.0	0.0	0.3	0.4	0.7

作法

①竹筍切塊，海帶芽切成一口大小。

②鍋中放入高湯、竹筍，煮沸以後用小火煮10分鐘，加入酒、米酒、鹽，再煮10分鐘。

③在②中加入醬油，再放入海帶芽略煮。

④盛盤，添上木芽。

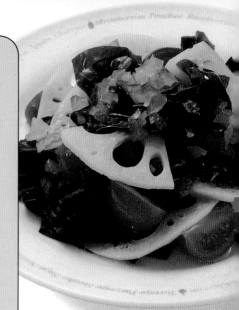
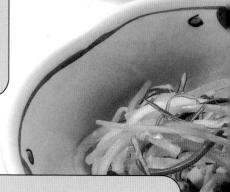

根菜、芋類料理集

海帶芽蓮藕沙拉

★材料 ·····················2人份
海帶芽（浸泡還原）·········60g
蓮藕 ·····················80g
小番茄 ·····················4個
泡菜（小黃瓜）·····1根（20g）
油、醋 ·················各2小匙
鹽 ·····················1迷你匙
胡椒 ·····················少量

♠	♥	♣	◆	合計
0.0	0.0	0.5	0.5	1.0

作法
①海帶芽切成一口大小，用沸水略煮。番茄去蒂，切成4瓣。
②蓮藕切成一口大小，用加入少量醋（分量以外）的沸水略煮。
③泡菜切碎，以調味醬的材料調拌。
④①、②一起盛盤，淋上③的調味醬。

醋漬海帶絲墨魚絲

★材料 ·····················2人份
墨魚（乾燥）·····················8g
海帶絲（乾燥）·····················4g
蘿蔔 ·····················40g
胡蘿蔔 ·····················20g
醋 ·····················1⅓大匙

♠	♥	♣	◆	合計
0.0	0.2	0.1	0.0	0.3

作法
①海帶絲浸泡還原，用沸水略煮，切成3cm的長度。墨魚也切成3cm的長度。
②蘿蔔和胡蘿蔔切絲。撒上少量鹽（分量以外）揉搓，擠乾水分。
③①與②用醋涼拌盛盤。
★醋的分量可以按照個人的喜好與保存期間來進行調節。

芋頭煮味噌

★材料 ·······························2人份
芋頭·····················小6個（160g）
芝麻油 ·························2小匙
味噌、高湯 ···············各2小匙

♠	♥	♣	♦	合計
0.0	0.1	0.6	0.5	1.2

作法
①味噌用高湯調溶。
②芋頭去皮，煮軟。
③在厚鍋中熱芝麻油，炒芋頭。
④將①均勻地倒在③中，待芋頭
　煎成金黃色以後，盛盤。

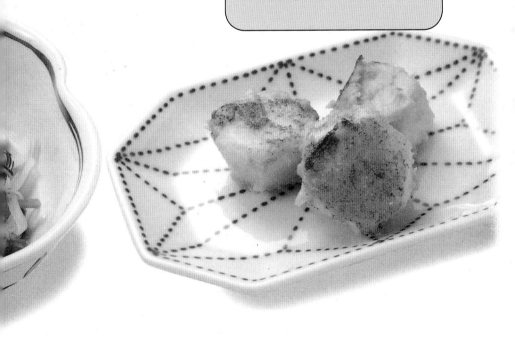

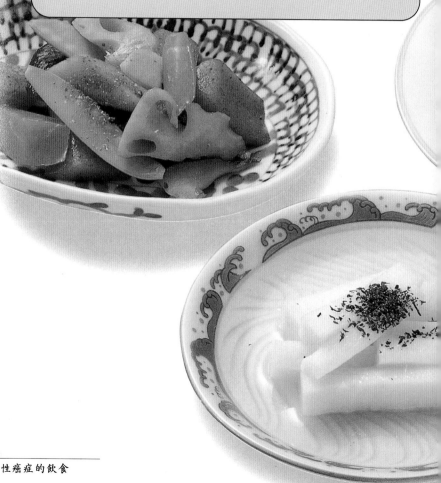

根菜、芋類料理集

五目煮

★材料 ················2人份
牛蒡、蓮藕、胡蘿蔔、蒟蒻
··················各40g
乾香菇 ················2朵
豌豆片 ················10g
高湯 ··················2杯
米酒、醬油 ············各2小匙
辣椒粉 ················少量

♠	♥	♣	♦	合計
0.0	0.0	0.3	0.5	0.8

作法
①牛蒡、蓮藕、胡蘿蔔、蒟蒻切塊。牛蒡和蓮藕浸泡在水中，蒟蒻用滾水略煮。香菇浸泡還原，去蒂，切成一口大小，豌豆片去筋煮過。
②在鍋中放入高湯，再放入豌豆片以外的材料煮，加入米酒再煮一會兒，加入醬油煮至水分收乾為止。
③混合豌豆片盛盤，撒上辣椒粉。

羊栖菜煮奶油

★材料 ·······················2份
羊栖菜（乾燥） ··················10g
洋蔥 ··················⅕個（40g）
胡蘿蔔 ··················⅕根（20g）
奶油 ·······················2小匙
蒜、薑··················各少量
番茄醬 ··················2大匙強
白葡萄酒 ··················1⅓大匙
鹽、胡椒··················各少量
甜羅勒··················少量

♠	♥	♣	♦	合計
0.0	0.0	0.3	0.5	0.8

作法
①羊栖菜略洗，浸泡在水中還原。
②蒜、薑切碎，洋蔥切成薄片，胡蘿蔔切絲。
③在煎鍋中溶化奶油，炒薑、蒜，再加入洋蔥、胡蘿蔔拌炒。
④在③中加入羊栖菜拌炒，用白葡萄酒、番茄醬、胡椒及鹽調味。
⑤盛盤，添上甜羅勒。

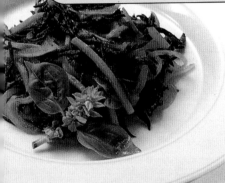

煮長芋

★材料 ·······················2人份
長芋·······················120g
肉湯 ·······················1杯
胡椒·······················少量
海頭紅·······················少量

♠	♥	♣	♦	合計
0.0	0.0	0.5	0.0	0.5

作法
①長芋切成3cm長，去皮，切成長條狀。
②放入肉湯和①，煮沸以後關小火，撒上胡椒直至煮軟為止。
③盛盤，撒上海頭紅。

料理一覽表〔附帶營養成分值〕

這裡所刊載的數值，是根據科技術廳資源調查會編『四訂日本食品標準成分表』的數值，由女子營養大學出版部所開發的『營養計算SOFT·BASIC-4』算出來的。

營養計算值為1人份。這數值只是大致的標準，供各位在菜時作作為參考。

	料理名	熱量 kcal	水分 g	蛋白質 g	脂肪 g	醣類 g	纖維 g	鈣 mg	磷 mg	鐵 mg	鈉 mg	鉀 mg	維他命A IU	維他命B₁	維他命B₂	維他命C mg	維他命E mg	膽固醇	鹽分 g	頁數
卵	羊栖菜炒蛋	101	59	7.2	5.7	7.3	0.7	106	118	3.9	376	376	1156	0.06	0.26	1	0.69	235	1.0	84
	溫泉蛋	92	43	6.6	5.6	2.1	0.0	29	109	1.0	419	84	320	0.04	0.25	0	0.55	235	1.1	88
	豐類煎蛋捲	185	91	11.1	13.6	4.3	0.3	165	219	1.6	247	226	668	0.11	0.45	4	0.91	291	0.6	100
魚貝類	海鮮湯	73	171	7.4	0.6	7.3	0.8	84	113	2.0	372	404	37	0.07	0.10	47	0.57	53	0.9	77
	煮鮭魚肉塊	133	103	13.3	5.1	5.1	0.3	25	147	0.8	418	353	120	0.15	0.12	9	0.00	0	1.1	77
	炸沙丁魚淋番茄醬	189	65	12.6	12.0	5.2	0.1	65	143	1.2	295	264	78	0.03	0.25	2	1.81	47	0.9	81
	奶汁烤金眼鯛	224	144	15.6	13.0	9.3	0.4	176	251	2.5	348	660	1113	0.17	0.35	33	2.58	49	0.9	101
	烏賊煮蘿蔔	117	209	11.3	0.8	12.5	0.9	58	149	0.8	672	571	6	0.07	0.08	23	1.26	180	1.7	102
	烤亁目魚味噌包	212	112	15.6	13.0	6.0	0.6	37	152	1.8	353	380	96	0.15	0.55	8	1.54	39	0.9	103
	綠醬炸鰺魚	194	146	15.9	10.7	6.7	0.3	71	181	0.9	396	388	59	0.14	0.16	22	1.79	56	1.0	104
	章魚茄子煮咖哩	129	185	12.3	4.7	9.9	1.1	38	158	1.3	481	566	26	0.10	0.11	9	1.38	55	1.2	105
肉	日式漢堡	197	90	12.1	11.6	9.4	0.3	23	129	1.3	414	288	40	0.31	0.16	16	1.07	36	1.1	85
	味噌燉雞肉	309	257	20.0	12.7	27.4	1.1	205	338	2.3	644	1039	1129	0.26	0.50	71	1.04	70	1.6	89
	奶油玉米雞	252	136	14.1	13.5	15.4	0.6	101	177	1.2	385	362	182	0.11	0.29	8	0.61	58	1.0	94
	牛肉茄子捲	153	169	15.0	5.7	6.1	0.7	29	159	1.9	528	493	18	0.09	0.15	10	0.98	31	1.3	95
	嗜候雞肉	265	87	14.8	19.7	5.1	0.2	26	131	1.7	208	255	160	0.11	0.21	5	1.62	84	0.5	96
	青椒炒牛肉絲	148	116	12.0	7.1	6.5	0.6	17	93	1.7	388	341	89	0.07	0.14	42	1.04	0	1.0	97
	醋豬肉	186	133	11.6	10.6	10.5	0.8	28	129	1.1	576	372	860	0.56	0.19	5	0.84	0	1.5	98

菜名																		
肉丸子湯	156	175	13.4	7.9	6.1	0.8	156	152	2.1	707	551	1250	0.66	32	0.95	0	1.8	99
涼拌納豆	113	81	9.1	5.1	7.0	1.5	61	114	1.9	362	474	0	0.05	8	0.45	0	0.9	80
煮豆腐淋蔬菜	95	8	7.5	3.8	7.5	1.0	64	125	2.1	296	538	3	0.17	3	0.37	0	0.8	88
洋蔥焗豆腐	218	187	11.5	14.2	9.9	0.5	345	239	1.6	336	323	194	0.14	7	0.82	1	0.9	106
油豆腐塊炒蝦	158	95	10.6	9.9	7.0	0.4	173	138	3.3	390	219	21	0.05	4	1.20	0	1.0	107
大豆煮海帶絲	131	204	9.4	5.0	10.7	0.5	163	133	2.2	543	393	858	0.19	7	0.46	0	1.4	77
醋漬胡蘿蔔	52	65	1.0	0.1	12.1	0.7	30	31	0.7	204	315	2460	0.06	4	0.24	0	0.5	76
胡蘿蔔海帶芽涼拌玉米	30	65	1.0	0.2	7.3	0.5	16	22	0.4	312	152	1244	0.03	3	0.12	0	0.8	80
蘆筍番茄沙拉	67	95	1.5	5.4	3.5	0.7	17	39	0.5	50	255	207	0.10	15	2.00	4	0.1	81
水煮南瓜	89	63	1.4	1.0	20.0	1.0	19	30	0.5	8	296	395	0.08	31	3.70	2	0.0	81
醃花菜	10	35	1.0	0.0	1.6	0.2	8	18	0.2	136	118	0	0.03	21	0.06	0	0.3	81
甜醋漬紅白蘿蔔	17	56	0.5	0.1	3.4	0.4	17	14	0.3	116	153	820	0.02	6	0.08	0	0.5	84
涼拌小油菜	62	72	3.2	3.4	5.6	0.8	252	74	2.6	271	311	1089	0.09	46	0.10	0	0.7	84
胡蘿蔔煮豌豆片	37	58	1.4	0.1	7.0	0.5	32	32	0.5	189	190	1335	0.07	18	0.30	0	0.5	85
金平牛蒡	84	54	1.6	4.6	8.3	0.8	39	39	0.7	187	235	1230	0.04	3	0.90	0	0.5	88
菠菜捲	17	56	2.4	0.1	2.6	0.5	36	43	2.3	190	467	1090	0.09	40	1.52	0	0.5	88
芥末漬胡蘿蔔	61	63	1.0	4.3	4.4	0.6	27	26	0.6	193	233	2051	0.04	6	0.83	0	0.5	110
胡蘿蔔涼拌四季豆	87	81	4.7	4.8	6.5	0.6	132	84	1.5	263	235	1284	0.10	4	0.39	0	0.7	110
豌豆片酸乳酪沙拉	136	89	2.8	11.8	5.2	0.6	59	62	0.7	114	202	279	0.11	37	2.34	11	0.3	111
小油菜煮胡蘿蔔	30	79	2.3	0.2	4.6	0.7	183	49	2.1	378	356	1900	0.07	46	0.08	0	1.0	112
菠菜涼拌芝麻	88	75	4.8	5.0	7.5	0.9	153	104	3.9	253	645	1360	0.15	52	2.13	0	0.6	112
胡蘿蔔炒青椒	56	65	0.8	4.1	3.7	0.6	16	20	0.5	202	201	1290	0.04	34	1.06	0	0.5	113
芝麻醋涼拌南瓜	110	70	3.3	4.5	15.6	1.2	116	80	1.4	252	345	376	0.12	31	3.79	0	0.6	114
金平南瓜	118	72	1.8	4.7	16.9	1.0	32	40	0.7	193	313	376	0.09	31	4.31	0	0.5	114
韭菜涼拌豆芽菜	33	63	1.5	2.1	3.1	0.5	16	23	0.4	195	143	360	0.03	9	0.78	0	0.5	115
花椰菜漬高湯	34	60	5.0	0.1	4.8	0.8	35	93	1.4	226	384	280	0.09	112	1.27	2	0.6	116
青江菜木耳涼拌芥末	28	60	1.4	2.1	2.5	0.6	82	30	1.6	261	232	498	0.03	17	0.85	0	0.7	117

分類：豆、製品　副菜　大豆　蔬菜　菜

分類	料理名	熱量 (kcal)	水分	蛋白質 (g)	脂肪 (g)	醣類 (g)	纖維 (g)	鈣	磷	鐵 (mg)	鈉	鉀	維他命A (IU)	維他命B₁	維他命B₂	維他命C (mg)	維他命E	膽固醇	鹽分 (g)	頁數
蔬菜	燙根鵬兒芹	14	78	1.7	0.1	2.2	0.6	35	49	1.3	240	339	870	0.04	0.10	17	0.02	0	0.6	117
	涼拌牛蒡	150	50	5.0	8.2	15.3	1.3	210	126	2.1	240	276	0	0.10	0.08	2	0.51	0	0.6	118
	煮嫩筍	51	146	3.0	0.1	9.2	0.5	33	38	0.3	549	93	11	0.02	0.05	0	0.00	0	1.4	119
	五目煮	54	83	1.9	0.1	11.3	0.7	35	45	0.7	368	292	838	0.05	0.05	16	0.33	0	0.9	122
芋類	蘿蔔乾馬鈴薯沙拉	206	100	2.9	11.6	22.5	0.9	35	74	1.2	316	626	422	0.14	0.06	25	1.94	9	0.8	77
	馬鈴薯涼拌海帶絲	62	70	1.9	0.2	15.4	0.6	41	52	0.8	362	716	7	0.10	0.04	18	0.10	0	0.9	85
	芋頭煮味噌	96	69	2.8	4.5	11.0	0.6	24	44	0.9	295	511	0	0.07	0.06	4	1.16	0	0.7	121
	煮長芋	41	50	1.4	0.3	8.4	0.2	10	17	0.2	349	302	0	0.06	0.01	4	0.06	0	0.9	122
水果	鬆軟白乾酪水果沙拉	110	124	7.1	2.4	15.7	0.3	35	75	0.2	201	162	78	0.06	0.09	21	0.17	0	0.5	77
海藻	羊栖菜根鵬兒芹沙拉	58	36	1.5	4.6	5.5	0.7	95	31	3.4	323	358	316	0.02	0.05	6	0.69	0	0.8	89
	漬蕈類	51	100	2.4	4.4	4.0	0.7	13	60	0.8	176	332	400	0.13	0.32	2	0.62	0	0.4	118
	海帶芽連藕沙拉	80	110	1.3	4.1	12.2	0.5	18	35	0.5	299	283	100	0.07	0.02	30	1.18	0	0.8	120
	醋漬海帶絲、墨魚絲	22	39	3.2	0.2	2.2	0.3	28	41	0.4	140	275	413	0.02	0.02	4	0.22	39	0.4	120
蕈類	羊栖菜煮奶油	59	58	1.5	3.4	7.2	0.8	83	28	3.2	255	422	610	0.04	0.03	6	0.62	9	0.6	123
主食	披薩吐司	363	80	17.1	11.0	47.9	0.3	278	276	1.3	928	257	244	0.26	0.23	19	0.75	1	2.4	76
麵飯包、麵	雞肉雞蛋燴飯	523	271	20.9	13.1	72.7	0.8	53	333	2.5	1149	465	552	0.32	0.40	7	1.47	274	2.9	81
	炒麵	577	366	21.9	15.9	83.8	1.7	355	258	5.7	1519	982	1116	0.59	0.37	124	1.96	18	3.9	84
其他	玉蕈蔥湯	20	63	1.1	0.2	3.9	0.5	20	25	0.5	349	153	34	0.08	0.07	6	0.08	1	0.9	81
湯、甜點	榨菜豆腐湯	17	32	1.4	0.7	1.1	0.2	35	22	0.6	549	113	4	0.03	0.02	1	0.05	0	1.4	84
	酸乳酪加草莓醬	113	94	3.3	3.0	18.4	0.1	112	103	0.2	51	156	100	0.04	0.20	4	0.10	11	0.1	80
	牛奶凍淋草莓醬	94	99	6.5	2.7	11.0	0.2	134	121	0.3	70	253	89	0.04	0.19	24	0.20	10	0.2	85
	水果酸乳酪	84	79	4.0	0.9	15.3	0.3	130	110	0.2	60	150	32	0.05	0.20	0	0.00	0	0.2	88

標準量杯、量匙

本書所使用的量杯為 200cc，大匙為 15cc，小匙為 5cc，迷你匙為 1cc，這些器具都附帶木片。利用各器具計算的各調味料的重量如表所示。

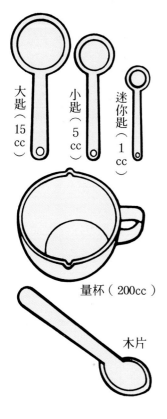

大匙（15cc）　小匙（5cc）　迷你匙（1cc）

量杯（200cc）

木片

★迷你匙便於用來測量食鹽 1g（1 迷你匙）。

利用量杯、量匙測量的重量表（g）

食品名	小匙 （5cc）	大匙 （15cc）	杯 （200cc）
水、醋、酒	5	15	200
醬　油	6	18	230
米　酒	6	18	230
味　噌	6	18	230
食　鹽	5	15	210
白　糖	3	9	110
砂　糖	4	13	170
蜂　蜜	7	22	290
果　醬	7	22	270
麵粉（低筋）	3	8	100
太白粉	3	9	110
麵包粉	1	4	45
生麵包粉	1	3	40
燕麥片	2	6	70
普通牛奶	6	17	210
番茄醬	6	18	240
辣醬油	5	16	220
蛋黃醬	5	14	190
乳酪粉	2	6	80
鮮奶油	5	15	200
芝　麻	3	9	120
油	4	13	180
奶油、人造奶油	4	13	180
膨鬆油	4	13	180
米	—	—	160

河内　卓

生於1929年。前國立癌中心研究所副所長，現為埼玉縣戶田‧蕨保健所長。

井上八重子

1974年畢業於女子營養大學，為營養管理師，主持營養補習班。

大展出版社有限公司　圖書目錄

地址：台北市北投區11204　　電話：(02) 8236031
　　　致遠一路二段12巷1號　　　　　　　　8236033
郵撥：　0166955～1　　　　　　傳眞：(02) 8272069

• 法律專欄連載 • 電腦編號 58

台大法學院　　法律學系／策劃
　　　　　　　法律服務社／編著

①別讓您的權利睡著了①		200元
②別讓您的權利睡著了②		200元

• 秘傳占卜系列 • 電腦編號 14

①手相術	淺野八郎著	150元
②人相術	淺野八郎著	150元
③西洋占星術	淺野八郎著	150元
④中國神奇占卜	淺野八郎著	150元
⑤夢判斷	淺野八郎著	150元
⑥前世、來世占卜	淺野八郎著	150元
⑦法國式血型學	淺野八郎著	150元
⑧靈感、符咒學	淺野八郎著	150元
⑨紙牌占卜學	淺野八郎著	150元
⑩ＥＳＰ超能力占卜	淺野八郎著	150元
⑪猶太數的秘術	淺野八郎著	150元
⑫新心理測驗	淺野八郎著	160元
⑬塔羅牌預言秘法	淺野八郎著	200元

• 趣味心理講座 • 電腦編號 15

①性格測驗1	探索男與女	淺野八郎著	140元
②性格測驗2	透視人心奧秘	淺野八郎著	140元
③性格測驗3	發現陌生的自己	淺野八郎著	140元
④性格測驗4	發現你的真面目	淺野八郎著	140元
⑤性格測驗5	讓你們吃驚	淺野八郎著	140元
⑥性格測驗6	洞穿心理盲點	淺野八郎著	140元
⑦性格測驗7	探索對方心理	淺野八郎著	140元
⑧性格測驗8	由吃認識自己	淺野八郎著	160元

・婦 幼 天 地・電腦編號 16

㉜培養孩子獨立的藝術	多湖輝著	170元
㉝子宮肌瘤與卵巢囊腫	陳秀琳編著	180元
㉞下半身減肥法	納他夏・史達賓著	180元
㉟女性自然美容法	吳雅菁編著	180元
㊱再也不發胖	池園悅太郎著	170元
㊲生男生女控制術	中垣勝裕著	220元
㊳使妳的肌膚更亮麗	楊　皓編著	170元
㊴臉部輪廓變美	芝崎義夫著	180元
㊵斑點、皺紋自己治療	高須克彌著	180元
㊶面皰自己治療	伊藤雄康著	180元
㊷隨心所欲瘦身冥想法	原久子著	180元
㊸胎兒革命	鈴木丈織著	180元
㊹NS磁氣平衡法塑造窈窕奇蹟	古屋和江著	180元
㊺享瘦從腳開始	山田陽子著	180元
㊻小改變瘦４公斤	宮本裕子著	180元

・青 春 天 地・ 電腦編號17

①A血型與星座	柯素娥編譯	160元
②B血型與星座	柯素娥編譯	160元
③O血型與星座	柯素娥編譯	160元
④AB血型與星座	柯素娥編譯	120元
⑤青春期性教室	呂貴嵐編譯	130元
⑥事半功倍讀書法	王毅希編譯	150元
⑦難解數學破題	宋釗宜編譯	130元
⑧速算解題技巧	宋釗宜編譯	130元
⑨小論文寫作秘訣	林顯茂編譯	120元
⑪中學生野外遊戲	熊谷康編著	120元
⑫恐怖極短篇	柯素娥編譯	130元
⑬恐怖夜話	小毛驢編譯	130元
⑭恐怖幽默短篇	小毛驢編譯	120元
⑮黑色幽默短篇	小毛驢編譯	120元
⑯靈異怪談	小毛驢編譯	130元
⑰錯覺遊戲	小毛驢編譯	130元
⑱整人遊戲	小毛驢編著	150元
⑲有趣的超常識	柯素娥編譯	130元
⑳哦！原來如此	林慶旺編譯	130元
㉑趣味競賽100種	劉名揚編譯	120元
㉒數學謎題入門	宋釗宜編譯	150元
㉓數學謎題解析	宋釗宜編譯	150元
㉔透視男女心理	林慶旺編譯	120元

㉕少女情懷的自白	李桂蘭編譯	120元
㉖由兄弟姊妹看命運	李玉瓊編譯	130元
㉗趣味的科學魔術	林慶旺編譯	150元
㉘趣味的心理實驗室	李燕玲編譯	150元
㉙愛與性心理測驗	小毛驢編譯	130元
㉚刑案推理解謎	小毛驢編譯	130元
㉛偵探常識推理	小毛驢編譯	130元
㉜偵探常識解謎	小毛驢編譯	130元
㉝偵探推理遊戲	小毛驢編譯	130元
㉞趣味的超魔術	廖玉山編著	150元
㉟趣味的珍奇發明	柯素娥編著	150元
㊱登山用具與技巧	陳瑞菊編著	150元

・健 康 天 地・ 電腦編號 18

①壓力的預防與治療	柯素娥編譯	130元
②超科學氣的魔力	柯素娥編譯	130元
③尿療法治病的神奇	中尾良一著	130元
④鐵證如山的尿療法奇蹟	廖玉山譯	120元
⑤一日斷食健康法	葉慈容編譯	150元
⑥胃部強健法	陳炳崑譯	120元
⑦癌症早期檢查法	廖松濤譯	160元
⑧老人痴呆症防止法	柯素娥編譯	130元
⑨松葉汁健康飲料	陳麗芬編譯	130元
⑩揉肚臍健康法	永井秋夫著	150元
⑪過勞死、猝死的預防	卓秀貞編譯	130元
⑫高血壓治療與飲食	藤山順豐著	150元
⑬老人看護指南	柯素娥編譯	150元
⑭美容外科淺談	楊啟宏著	150元
⑮美容外科新境界	楊啟宏著	150元
⑯鹽是天然的醫生	西英司郎著	140元
⑰年輕十歲不是夢	梁瑞麟譯	200元
⑱茶料理治百病	桑野和民著	180元
⑲綠茶治病寶典	桑野和民著	150元
⑳杜仲茶養顏減肥法	西田博著	150元
㉑蜂膠驚人療效	瀨長良三郎著	180元
㉒蜂膠治百病	瀨長良三郎著	180元
㉓醫藥與生活	鄭炳全著	180元
㉔鈣長生寶典	落合敏著	180元
㉕大蒜長生寶典	木下繁太郎著	160元
㉖居家自我健康檢查	石川恭三著	160元

㉇巧妙的氣保健法　　　　　　藤平墨子著　180元
㉈治癒Ｃ型肝炎　　　　　　　熊田博光著　180元
㉉肝臟病預防與治療　　　　　劉名揚編著　180元
㉊腰痛平衡療法　　　　　　　荒井政信著　180元
㉋根治多汗症、狐臭　　　　　稻葉益巳著　220元
㉌40歲以後的骨質疏鬆症　　　沈永嘉譯　180元
㉍認識中藥　　　　　　　　　松下一成著　180元
㉎認識氣的科學　　　　　　佐佐木茂美著　180元
㉏我戰勝了癌症　　　　　　　安田伸著　180元
㉐斑點是身心的危險信號　　　中野進著　180元
㉑艾波拉病毒大震撼　　　　　玉川重德著　180元
㉒重新還我黑髮　　　　　　桑名隆一郎著　180元
㉓身體節律與健康　　　　　　林博史著　180元
㉔生薑治萬病　　　　　　　　石原結實著　180元
㉕靈芝治百病　　　　　　　　陳瑞東著　180元
㉖木炭驚人的威力　　　　　　大槻彰著　200元
㉗認識活性氧　　　　　　　　井土貴司著　180元
㉘深海鮫治百病　　　　　　　廖玉山編著　180元
㉙神奇的蜂王乳　　　　　　　井上丹治著　180元

・實用女性學講座・ 電腦編號 19

①解讀女性內心世界　　　　　島田一男著　150元
②塑造成熟的女性　　　　　　島田一男著　150元
③女性整體裝扮學　　　　　　黃靜香編著　180元
④女性應對禮儀　　　　　　　黃靜香編著　180元
⑤女性婚前必修　　　　　　　小野十傳著　200元
⑥徹底瞭解女人　　　　　　　田口二州著　180元
⑦拆穿女性謊言88招　　　　　島田一男著　200元
⑧解讀女人心　　　　　　　　島田一男著　200元
⑨俘獲女性絕招　　　　　　　志賀貢著　200元

・校 園 系 列・ 電腦編號 20

①讀書集中術　　　　　　　　多湖輝著　150元
②應考的訣竅　　　　　　　　多湖輝著　150元
③輕鬆讀書贏得聯考　　　　　多湖輝著　150元
④讀書記憶秘訣　　　　　　　多湖輝著　150元
⑤視力恢復！超速讀術　　　　江錦雲譯　180元
⑥讀書36計　　　　　　　　　黃柏松編著　180元
⑦驚人的速讀術　　　　　　　鐘文訓編著　170元

⑧學生課業輔導良方　　　　　多湖輝著　180元
⑨超速讀超記憶法　　　　　　廖松濤編著　180元
⑩速算解題技巧　　　　　　　宋釗宜編著　200元
⑪看圖學英文　　　　　　　　陳炳崑編著　200元

• 實用心理學講座 • 電腦編號 21

①拆穿欺騙伎倆　　　　　　　多湖輝著　140元
②創造好構想　　　　　　　　多湖輝著　140元
③面對面心理術　　　　　　　多湖輝著　160元
④偽裝心理術　　　　　　　　多湖輝著　140元
⑤透視人性弱點　　　　　　　多湖輝著　140元
⑥自我表現術　　　　　　　　多湖輝著　180元
⑦不可思議的人性心理　　　　多湖輝著　180元
⑧催眠術入門　　　　　　　　多湖輝著　150元
⑨責罵部屬的藝術　　　　　　多湖輝著　150元
⑩精神力　　　　　　　　　　多湖輝著　150元
⑪厚黑說服術　　　　　　　　多湖輝著　150元
⑫集中力　　　　　　　　　　多湖輝著　150元
⑬構想力　　　　　　　　　　多湖輝著　150元
⑭深層心理術　　　　　　　　多湖輝著　160元
⑮深層語言術　　　　　　　　多湖輝著　160元
⑯深層說服術　　　　　　　　多湖輝著　180元
⑰掌握潛在心理　　　　　　　多湖輝著　160元
⑱洞悉心理陷阱　　　　　　　多湖輝著　180元
⑲解讀金錢心理　　　　　　　多湖輝著　180元
⑳拆穿語言圈套　　　　　　　多湖輝著　180元
㉑語言的內心玄機　　　　　　多湖輝著　180元
㉒積極力　　　　　　　　　　多湖輝著　180元

• 超現實心理講座 • 電腦編號 22

①超意識覺醒法　　　　　　　詹蔚芬編譯　130元
②護摩秘法與人生　　　　　　劉名揚編譯　130元
③秘法！超級仙術入門　　　　陸　　明譯　150元
④給地球人的訊息　　　　　　柯素娥編著　150元
⑤密教的神通力　　　　　　　劉名揚編著　130元
⑥神秘奇妙的世界　　　　　　平川陽一著　180元
⑦地球文明的超革命　　　　　吳秋嬌譯　200元
⑧力量石的秘密　　　　　　　吳秋嬌譯　180元
⑨超能力的靈異世界　　　　　馬小莉譯　200元

⑩逃離地球毀滅的命運　　　　　吳秋嬌譯　200元
⑪宇宙與地球終結之謎　　　　　南山宏著　200元
⑫驚世奇功揭秘　　　　　　　　傅起鳳著　200元
⑬啟發身心潛力心象訓練法　　　栗田昌裕著　180元
⑭仙道術遁甲法　　　　　　　高藤聰一郎著　220元
⑮神通力的秘密　　　　　　　中岡俊哉著　180元
⑯仙人成仙術　　　　　　　　高藤聰一郎著　200元
⑰仙道符咒氣功法　　　　　　高藤聰一郎著　220元
⑱仙道風水術尋龍法　　　　　高藤聰一郎著　200元
⑲仙道奇蹟超幻像　　　　　　高藤聰一郎著　200元
⑳仙道鍊金術房中法　　　　　高藤聰一郎著　200元
㉑奇蹟超醫療治癒難病　　　　深野一幸著　220元
㉒揭開月球的神秘力量　　　　超科學研究會　180元
㉓西藏密教奧義　　　　　　　高藤聰一郎著　250元
㉔改變你的夢術入門　　　　　高藤聰一郎著　250元

・養 生 保 健・電腦編號 23

①醫療養生氣功　　　　　　　黃孝寬著　250元
②中國氣功圖譜　　　　　　　余功保著　230元
③少林醫療氣功精粹　　　　　井玉蘭著　250元
④龍形實用氣功　　　　　　　吳大才等著　220元
⑤魚戲增視強身氣功　　　　　宮　嬰著　220元
⑥嚴新氣功　　　　　　　　　前新培金著　250元
⑦道家玄牝氣功　　　　　　　張　章著　200元
⑧仙家秘傳袪病功　　　　　　李遠國著　160元
⑨少林十大健身功　　　　　　秦慶豐著　180元
⑩中國自控氣功　　　　　　　張明武著　250元
⑪醫療防癌氣功　　　　　　　黃孝寬著　250元
⑫醫療強身氣功　　　　　　　黃孝寬著　250元
⑬醫療點穴氣功　　　　　　　黃孝寬著　250元
⑭中國八卦如意功　　　　　　趙維漢著　180元
⑮正宗馬禮堂養氣功　　　　　馬禮堂著　420元
⑯秘傳道家筋經內丹功　　　　王慶餘著　280元
⑰三元開慧功　　　　　　　　辛桂林著　250元
⑱防癌治癌新氣功　　　　　　郭　林著　180元
⑲禪定與佛家氣功修煉　　　　劉天君著　200元
⑳顛倒之術　　　　　　　　　梅自強著　360元
㉑簡明氣功辭典　　　　　　　吳家駿編　360元
㉒八卦三合功　　　　　　　　張全亮著　230元
㉓朱砂掌健身養生功　　　　　楊　永著　250元

㉔抗老功　　　　　　　　　　陳九鶴著　230元

・社會人智囊・ 電腦編號 24

①糾紛談判術	清水增三著	160元
②創造關鍵術	淺野八郎著	150元
③觀人術	淺野八郎著	180元
④應急詭辯術	廖英迪編著	160元
⑤天才家學習術	木原武一著	160元
⑥猫型狗式鑑人術	淺野八郎著	180元
⑦逆轉運掌握術	淺野八郎著	180元
⑧人際圓融術	澀谷昌三著	160元
⑨解讀人心術	淺野八郎著	180元
⑩與上司水乳交融術	秋元隆司著	180元
⑪男女心態定律	小田晉著	180元
⑫幽默說話術	林振輝編著	200元
⑬人能信賴幾分	淺野八郎著	180元
⑭我一定能成功	李玉瓊譯	180元
⑮獻給青年的嘉言	陳蒼杰譯	180元
⑯知人、知面、知其心	林振輝編著	180元
⑰塑造堅強的個性	坂上肇著	180元
⑱爲自己而活	佐藤綾子著	180元
⑲未來十年與愉快生活有約	船井幸雄著	180元
⑳超級銷售話術	杜秀卿譯	180元
㉑感性培育術	黃靜香編著	180元
㉒公司新鮮人的禮儀規範	蔡媛惠譯	180元
㉓傑出職員鍛鍊術	佐佐木正著	180元
㉔面談獲勝戰略	李芳黛譯	180元
㉕金玉良言撼人心	森純大著	180元
㉖男女幽默趣典	劉華亭編著	180元
㉗機智說話術	劉華亭編著	180元
㉘心理諮商室	柯素娥譯	180元
㉙如何在公司峥嵘頭角	佐佐木正著	180元
㉚機智應對術	李玉瓊編著	200元
㉛克服低潮良方	坂野雄二著	180元
㉜智慧型說話技巧	沈永嘉編著	180元
㉝記憶力、集中力增進術	廖松濤編著	180元
㉞女職員培育術	林慶旺編著	180元
㉟自我介紹與社交禮儀	柯素娥編著	180元
㊱積極生活創幸福	田中真澄著	180元
㊲妙點子超構想	多湖輝著	180元

·精選系列· 電腦編號 25

①毛澤東與鄧小平	渡邊利夫等著	280元
②中國大崩裂	江戶介雄著	180元
③台灣·亞洲奇蹟	上村幸治著	220元
④7-ELEVEN高盈收策略	國友隆一著	180元
⑤台灣獨立（新·中國日本戰爭一）	森　詠著	200元
⑥迷失中國的末路	江戶雄介著	220元
⑦2000年5月全世界毀滅	紫藤甲子男著	180元
⑧失去鄧小平的中國	小島朋之著	220元
⑨世界史爭議性異人傳	桐生操著	200元
⑩淨化心靈享人生	松濤弘道著	220元
⑪人生心情診斷	賴藤和寬著	220元
⑫中美大決戰	檜山良昭著	220元
⑬黃昏帝國美國	莊雯琳譯	220元
⑭兩岸衝突（新·中國日本戰爭二）	森　詠著	220元
⑮封鎖台灣（新·中國日本戰爭三）	森　詠著	220元
⑯中國分裂（新·中國日本戰爭四）	森　詠著	220元

·運動遊戲· 電腦編號 26

①雙人運動	李玉瓊譯	160元
②愉快的跳繩運動	廖玉山譯	180元
③運動會項目精選	王佑京譯	150元
④肋木運動	廖玉山譯	150元
⑤測力運動	王佑宗譯	150元

·休閒娛樂· 電腦編號 27

①海水魚飼養法	田中智浩著	300元
②金魚飼養法	曾雪玫譯	250元
③熱門海水魚	毛利匡明著	480元
④愛犬的教養與訓練	池田好雄著	250元
⑤狗教養與疾病	杉浦哲著	220元
⑥小動物養育技巧	三上昇著	300元

·銀髮族智慧學· 電腦編號 28

①銀髮六十樂逍遙	多湖輝著	170元
②人生六十反年輕	多湖輝著	170元

③六十歲的決斷　　　　　　　　多湖輝著　170元
④銀髮族健身指南　　　　　　　孫瑞台編著　250元

・飲 食 保 健・ 電腦編號 29

①自己製作健康茶　　　　　　　大海淳著　220元
②好吃、具藥效茶料理　　　　　德永睦子著　220元
③改善慢性病健康藥草茶　　　　吳秋嬌譯　200元
④藥酒與健康果菜汁　　　　　　成玉編著　250元
⑤家庭保健養生湯　　　　　　　馬汴梁編著　220元
⑥降低膽固醇的飲食　　　　　　早川和志著　200元
⑦女性癌症的飲食　　　　　　　女子營養大學　280元
⑧痛風者的飲食　　　　　　　　女子營養大學　280元
⑨貧血者的飲食　　　　　　　　女子營養大學　280元
⑩高脂血症者的飲食　　　　　　女子營養大學　280元

・家庭醫學保健・ 電腦編號 30

①女性醫學大全　　　　　　　　雨森良彥著　380元
②初爲人父育兒寶典　　　　　　小瀧周曹著　220元
③性活力強健法　　　　　　　　相建華著　220元
④30歲以上的懷孕與生產　　　　李芳黛編著　220元
⑤舒適的女性更年期　　　　　　野末悅子著　200元
⑥夫妻前戲的技巧　　　　　　　笠井寬司著　200元
⑦病理足穴按摩　　　　　　　　金慧明著　220元
⑧爸爸的更年期　　　　　　　　河野孝旺著　200元
⑨橡皮帶健康法　　　　　　　　山田晶著　180元
⑩33天健美減肥　　　　　　　　相建華等著　180元
⑪男性健美入門　　　　　　　　孫玉祿編著　180元
⑫強化肝臟秘訣　　　　　　　　主婦の友社編　200元
⑬了解藥物副作用　　　　　　　張果馨譯　200元
⑭女性醫學小百科　　　　　　　松山榮吉著　200元
⑮左轉健康法　　　　　　　　　龜田修等著　200元
⑯實用天然藥物　　　　　　　　鄭炳全編著　260元
⑰神秘無痛平衡療法　　　　　　林宗駛著　180元
⑱膝蓋健康法　　　　　　　　　張果馨譯　180元
⑲針灸治百病　　　　　　　　　葛書翰著　250元
⑳異位性皮膚炎治癒法　　　　　吳秋嬌譯　220元
㉑禿髮白髮預防與治療　　　　　陳炳崑編著　180元
㉒埃及皇宮菜健康法　　　　　　飯森薰著　200元
㉓肝臟病安心治療　　　　　　　上野幸久著　220元

㉔耳穴治百病　　　　　　　陳抗美等著　250元
㉕高效果指壓法　　　　　五十嵐康彥著　200元
㉖瘦水、胖水　　　　　　　鈴木園子著　200元
㉗手針新療法　　　　　　　朱振華著　200元
㉘香港腳預防與治療　　　　劉小惠譯　200元
㉙智慧飲食吃出健康　　　　柯富陽編著　200元
㉚牙齒保健法　　　　　　　廖玉山編著　200元

• 超經營新智慧 • 電腦編號 31

①躍動的國家越南　　　　　林雅倩譯　250元
②甦醒的小龍菲律賓　　　　林雅倩譯　220元

• 心　靈　雅　集 • 電腦編號 00

①禪言佛語看人生　　　　松濤弘道著　180元
②禪密教的奧秘　　　　　　葉逯謙譯　120元
③觀音大法力　　　　　　田口日勝著　120元
④觀音法力的大功德　　　田口日勝著　120元
⑤達摩禪106智慧　　　　　劉華亭編譯　220元
⑥有趣的佛教研究　　　　　葉逯謙編譯　170元
⑦夢的開運法　　　　　　　蕭京凌譯　130元
⑧禪學智慧　　　　　　　柯素娥編譯　130元
⑨女性佛教入門　　　　　　許俐萍譯　110元
⑩佛像小百科　　　　　心靈雅集編譯組　130元
⑪佛教小百科趣談　　　心靈雅集編譯組　120元
⑫佛教小百科漫談　　　心靈雅集編譯組　150元
⑬佛教知識小百科　　　心靈雅集編譯組　150元
⑭佛學名言智慧　　　　　松濤弘道著　220元
⑮釋迦名言智慧　　　　　松濤弘道著　220元
⑯活人禪　　　　　　　　平田精耕著　120元
⑰坐禪入門　　　　　　　柯素娥編譯　150元
⑱現代禪悟　　　　　　　柯素娥編譯　130元
⑲道元禪師語錄　　　　心靈雅集編譯組　130元
⑳佛學經典指南　　　　心靈雅集編譯組　130元
㉑何謂「生」　阿含經　心靈雅集編譯組　150元
㉒一切皆空　般若心經　心靈雅集編譯組　150元
㉓超越迷惘　法句經　　心靈雅集編譯組　180元
㉔開拓宇宙觀　華嚴經　心靈雅集編譯組　180元
㉕真實之道　法華經　　心靈雅集編譯組　130元
㉖自由自在　涅槃經　　心靈雅集編譯組　130元

㉗沈默的教示　維摩經　　　心靈雅集編譯組　　150元
㉘開通心眼　佛語佛戒　　　心靈雅集編譯組　　130元
㉙揭秘寶庫　密教經典　　　心靈雅集編譯組　　180元
㉚坐禪與養生　　　　　　　　　　廖松濤譯　　110元
㉛釋尊十戒　　　　　　　　　　　柯素娥編譯　　120元
㉜佛法與神通　　　　　　　　　　劉欣如編著　　120元
㉝悟（正法眼藏的世界）　　　　　柯素娥編譯　　120元
㉞只管打坐　　　　　　　　　　　劉欣如編著　　120元
㉟喬答摩・佛陀傳　　　　　　　　劉欣如編著　　120元
㊱唐玄奘留學記　　　　　　　　　劉欣如編著　　120元
㊲佛教的人生觀　　　　　　　　　劉欣如編譯　　110元
㊳無門關（上卷）　　　　　心靈雅集編譯組　　150元
㊴無門關（下卷）　　　　　心靈雅集編譯組　　150元
㊵業的思想　　　　　　　　　　　劉欣如編著　　130元
㊶佛法難學嗎　　　　　　　　　　劉欣如著　　140元
㊷佛法實用嗎　　　　　　　　　　劉欣如著　　140元
㊸佛法殊勝嗎　　　　　　　　　　劉欣如著　　140元
㊹因果報應法則　　　　　　　　　李常傳編　　180元
㊺佛教醫學的奧秘　　　　　　　　劉欣如編著　　150元
㊻紅塵絕唱　　　　　　　　　　　海　若著　　130元
㊼佛教生活風情　　　　　洪丕謨、姜玉珍著　　220元
㊽行住坐臥有佛法　　　　　　　　劉欣如著　　160元
㊾起心動念是佛法　　　　　　　　劉欣如著　　160元
㊿四字禪語　　　　　　　　　　曹洞宗青年會　　200元
51妙法蓮華經　　　　　　　　　　劉欣如編著　　160元
52根本佛教與大乘佛教　　　　　　葉作森編　　180元
53大乘佛經　　　　　　　　　　　定方晟著　　180元
54須彌山與極樂世界　　　　　　　定方晟著　　180元
55阿闍世的悟道　　　　　　　　　定方晟著　　180元
56金剛經的生活智慧　　　　　　　劉欣如著　　180元

・經營管理・ 電腦編號 01

◎創新經營管理六十六大計（精）　蔡弘文編　　780元
①如何獲取生意情報　　　　　　　蘇燕謀譯　　110元
②經濟常識問答　　　　　　　　　蘇燕謀譯　　130元
④台灣商戰風雲錄　　　　　　　　陳中雄著　　120元
⑤推銷大王秘錄　　　　　　　　　原一平著　　180元
⑥新創意・賺大錢　　　　　　　　王家成譯　　90元
⑦工廠管理新手法　　　　　　　　琪　輝著　　120元
⑨經營參謀　　　　　　　　　　　柯順隆譯　　120元

64迎接商業新時代	廖松濤編譯	100元
66新手股票投資入門	何朝乾 編	200元
67上揚股與下跌股	何朝乾編譯	180元
68股票速成學	何朝乾編譯	200元
69理財與股票投資策略	黃俊豪編著	180元
70黃金投資策略	黃俊豪編著	180元
71厚黑管理學	廖松濤編譯	180元
72股市致勝格言	呂梅莎編譯	180元
73透視西武集團	林谷燁編譯	150元
76巡迴行銷術	陳蒼杰譯	150元
77推銷的魔術	王嘉誠譯	120元
78 60秒指導部屬	周蓮芬編譯	150元
79精銳女推銷員特訓	李玉瓊編譯	130元
80企劃、提案、報告圖表的技巧	鄭汶譯	180元
81海外不動產投資	許達守編譯	150元
82八百伴的世界策略	李玉瓊譯	150元
83服務業品質管理	吳宜芬譯	180元
84零庫存銷售	黃東謙編譯	150元
85三分鐘推銷管理	劉名揚編譯	150元
86推銷大王奮鬥史	原一平著	150元
87豐田汽車的生產管理	林谷燁編譯	150元

・成功寶庫・ 電腦編號 02

1上班族交際術	江森滋著	100元
2拍馬屁訣竅	廖玉山編譯	110元
4聽話的藝術	歐陽輝編譯	110元
9求職轉業成功術	陳義編著	110元
10上班族禮儀	廖玉山編著	120元
11接近心理學	李玉瓊編著	100元
12創造自信的新人生	廖松濤編著	120元
15神奇瞬間瞑想法	廖松濤編譯	100元
16人生成功之鑰	楊意苓編著	150元
19給企業人的諍言	鐘文訓編著	120元
20企業家自律訓練法	陳義編著	100元
21上班族妖怪學	廖松濤編著	100元
22猶太人縱橫世界的奇蹟	孟佑政編著	110元
25你是上班族中強者	嚴思圖編著	100元
30成功頓悟100則	蕭京凌編譯	130元
32知性幽默	李玉瓊編譯	130元
33熟記對方絕招	黃靜香編譯	100元

國家圖書館出版品預行編目資料

女性癌症的飲食／井上八重子、河內卓著，
　　劉雪卿譯，──初版──臺北市，大展，民87
　　　面；21公分──（飲食保健；7）
　　譯自：女性のがん食事対策
　　ISBN 957-557-801-5（平裝）
　　　1.癌　　2.食物治療
　　415.271　　　　　　　　　　87001884

JOSEI NO GAN SHOKUJITAISAKU
ⓒTakashi Kawachi 1992
Originally published in Japan by Josei Eiyou Daigaku Suppanbu in 1992
Chinese translation rights arranged through
KEIO CULTURAL ENTERPRISE CO., LTD in 1996

版權仲介：京王文化事業有限公司

女性癌症的飲食

ISBN 957-557-801-5

原 著 者／河內卓、井上八重子
編 譯 者／劉　雪　卿
發 行 人／蔡　森　明
出 版 者／大展出版社有限公司
社　　　址／台北市北投區（石牌）致遠一路二段12巷1號
電　　　話／(02) 28236031・28236033
傳　　　眞／(02) 28272069
郵政劃撥／0166955－1
登 記 證／局版臺業字第2171號
承 印 者／國順圖書印刷公司
裝　　　訂／嶸興裝訂有限公司
排 版 者／千兵企業有限公司
電　　　話／(02) 28812643
初版1刷／1998年（民87年）2月

定　　　價／280元

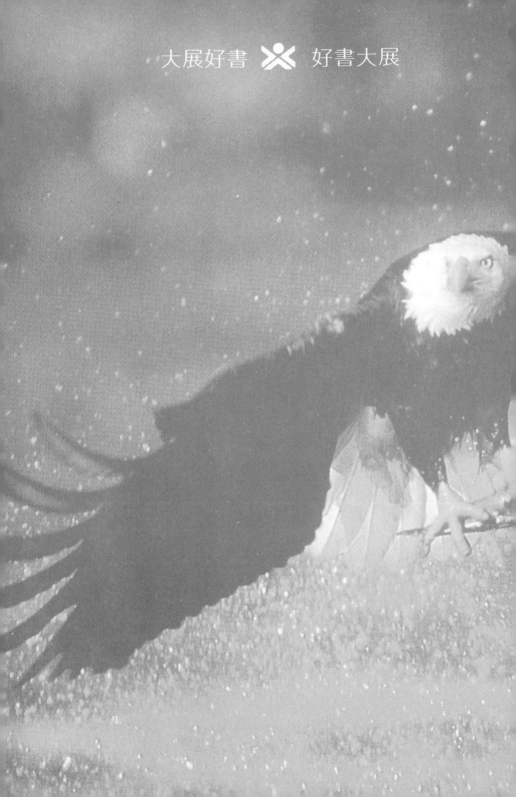

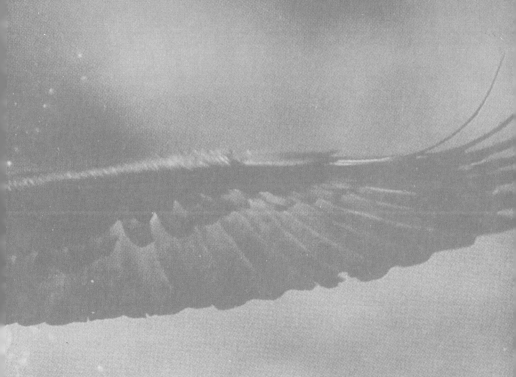